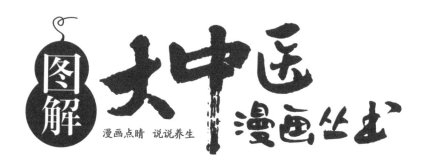

图解

大中医漫画丛书

漫画点睛　说说养生

一本就能看懂中医养生篇

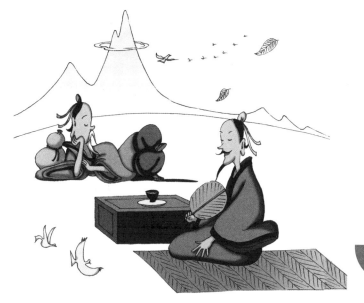

杜茂爱 /主编

U0244681

天津出版传媒集团

天津科学技术出版社

图书在版编目（CIP）数据

一本就能看懂中医. 养生篇 / 杜茂爱主编. --天津:
天津科学技术出版社, 2018. 5（2024.6 重印）
（图解大中医漫画丛书）
ISBN 978-7-5576-4930-2

Ⅰ.①一… Ⅱ.①杜… Ⅲ.①养生(中医) – 普及读物 Ⅳ.
①R2-49

中国版本图书馆 CIP 数据核字（2018）第 060497 号

一本就能看懂中医. 养生篇
YIBEN JIUNENG KANDONG ZHONGYI YANGSHENGPIAN

策划编辑：杨 䜣
责任编辑：孟祥刚
责任印制：刘 彤
出　　版：天津出版传媒集团
　　　　　天津科学技术出版社
地　　址：天津市西康路 35 号
邮　　编：300051
电　　话：（022）23332490
网　　址：www.tjkjcbs.com.cn
发　　行：新华书店经销
印　　刷：德富泰（唐山）印务有限公司

开本 710×1000　1/16　印张 16　字数 150 000
2024 年 6 月第 1 版第 6 次印刷
定价：38.00 元

中医文化历经数千年的文明发展，至今仍受国人乃至国际的挚爱，也许正源于它由内而外散发出一种无缰的大爱精神。这种大爱深深体现了中华民族伟大的母爱精神，这也正是中医理论核心的整体观——天人合一。中医学将人看作是一个整体，而人置身于浩如烟海的宇宙中，与自然巧妙地融为一体，追寻着人与大自然的和谐之境。而这也正是道家"天人合一"的完美诠释。

《黄帝内经》推崇天人合一的养生法则。"天人合一"中的"天"指自然界。一年有春、夏、秋、冬四季的变化，一天也有白天黑夜十二时辰的变化，人随着自然界的变化也形成了相应的生活习惯和作息规律。天气变化时，人自然而然地增减衣物。太阳升起来了，人从睡眠中醒来，起床活动。到了晚上，就犯困，要睡觉。到了吃饭的时间，饿了，自然就会找东西吃，渴了就拿水喝……这些看上去似乎很平常，其实正是顺从自然规律，人体相应地做出反应的表现，是天人合一的具体体现。

一天当中有十二个时辰，人体内也有十二正经，每条经络都有各自所主的脏腑。人体内的五脏六腑与十二时辰是相对应的。每一个时辰都有相应的脏腑在工作，在这个时间段里，人体内大部分的气血流注相应的经脉。经脉内的气血足了，对脏腑功能的调节能力就会增强，脏腑功能强了，生化代谢效率就高。随着时间不断地推移，天地间阴阳也随之变化，人体内工作的脏腑也不一样。遵循自然和人体生理的变化规律，在恰当时间里做恰当的事，才能达到养生的最佳效果，这便是天人合一的养生境界。比如说子时，这个时间段正是万籁俱寂、万物归静的时候，天地间阴阳交替，能量最大。此时胆经当令，气血流注胆经，是养胆护阳的最佳时间。对于人来讲，这个时候最重要的事情是卧床休息，这样才能养胆护阳。如果反其道而行之，生物钟到点了不睡觉，则容易影响胆内少阳之气的生发。人体内胆气不足，人就容易出现口苦，看起来面色青灰、心事重重，办起事来也会犹豫不决，裹足不前。而且胆功能受损还有可能引起其他部位的病痛，如心痛、胁痛等。

天人合一与饮食养生也有着密切的联系。我们所吃的食物皆来自大自然，不同的食物具有不同的食性。食性不同，滋补效果就不一样。像甲鱼、龟肉、银耳、燕窝等都是阴性的食物，它们可以达到滋阴润燥的效果；而羊肉、狗肉、鹿肉、虾仁则偏阳性，吃这些食物则可以壮阳健体。所以研究食物的性质和特点，利用饮食来调养身体、防治疾病，也是天人相合的具体体现。天人相合的饮食规律，还表现在饮食要与自身所处的自然环境相适应。各地区的饮食习惯常与其所处的地理环境有关。南方有些地方气候很潮湿，那儿的人就养成了吃辣的习惯，因为辛辣的食物能够驱除体内的寒湿，从而防病。而北方气候比较干燥，体内的燥阳之气比较足，再吃辣的食物会受不了，所以北方人吃辣比较少。除了地域的差别，气候也是影响饮食的重要原因。冬天冷的时候，人爱吃热腾腾的食物，如火锅等；夏天的时候则热衷于凉的食物。这些都是天人相合在饮食养生中的体现。所以，人的饮食习惯要根据食物的特性、地域的特点、气候的变化而做出相应的调整，这才合乎天人合一的养生理念。

面对大自然，人如沧海一粟般渺小，但只要我们学会顺应自然界的变化规律，摸清自身的生理变化特点，因时因地而养生，就能达到自然与人体的完全融合，健康长寿便不是什么难事了。

目录

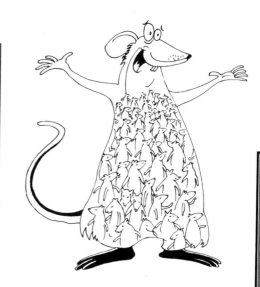

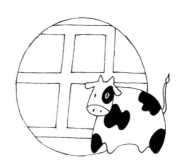

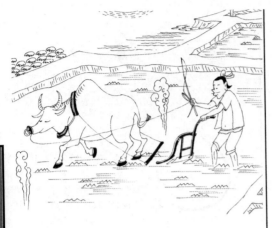

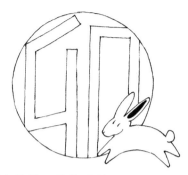

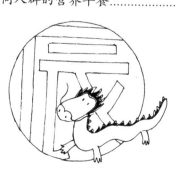

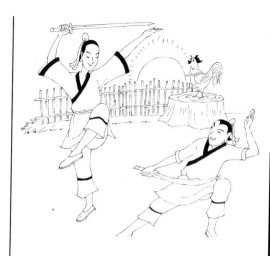

图解大中医漫画丛书

目录

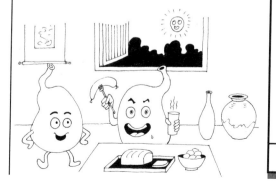

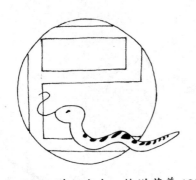

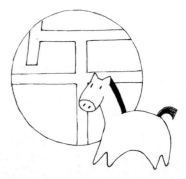

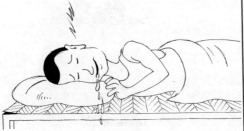

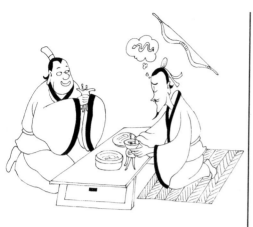

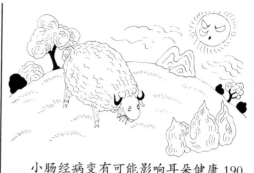

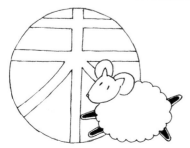

图解大中医漫画丛书

目录

5

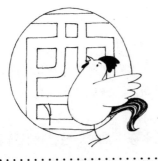

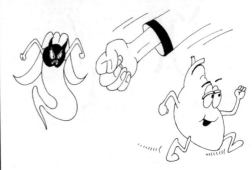

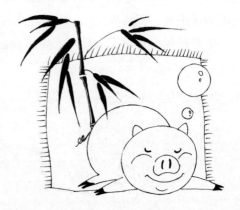

图解大中医漫画丛书

一本就能看懂中医养生篇

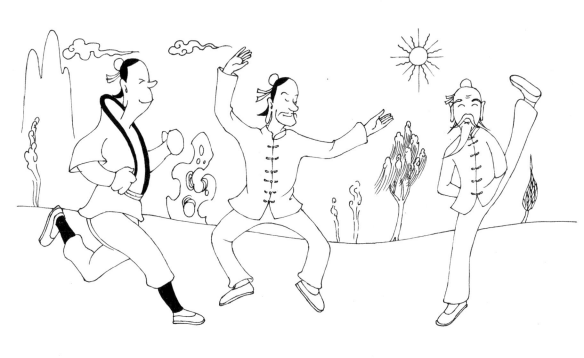

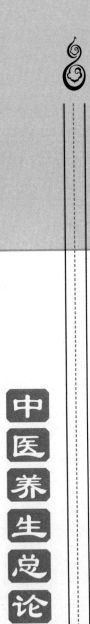

中医养生总论

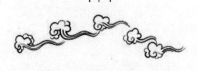

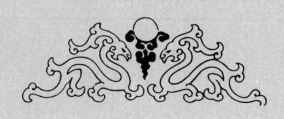

古人认为，人是天地万物中最为珍贵的。《黄帝内经》曰："天覆地载，万物悉备，莫贵于人。"老人也认为"道大，天大，地大，人亦大"，将人与宇宙万物放在同等的地位，可见人的重要性。正是出于对人自身地位的肯定，古代圣贤们不断执著地探索人的生命价值所在。他们开始注重自身的保养，将爱护生命、强身健体作为人生之要事。他们的这种探索和实践的精神造就了源远流长、博大精深的中医养生文化。

天覆地载，万物悉备，莫贵于人

　　上天所覆盖的，大地所承载的，世间万物都已具备，但是没有任何一件东西比人更珍贵。人依靠天地灵气而出生，并且顺应天时更替而成长。天下之人，上至君王，下至百姓，无不渴望自己能够长命百岁。

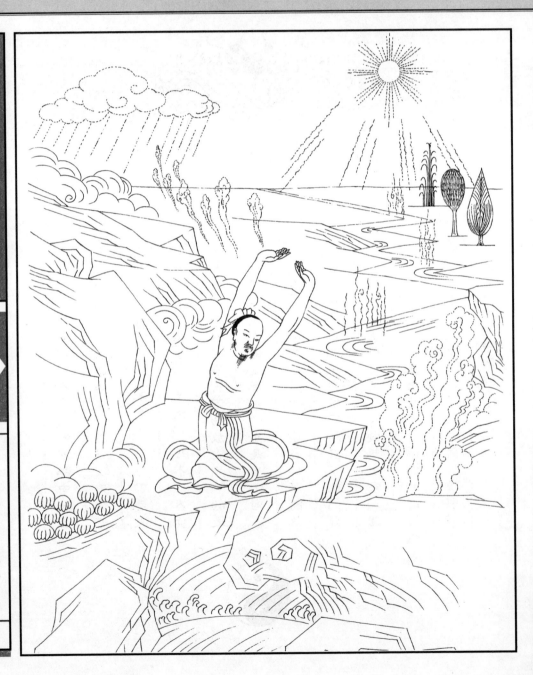

《吕氏春秋·贵生》

圣人深虑天下，莫贵于生。

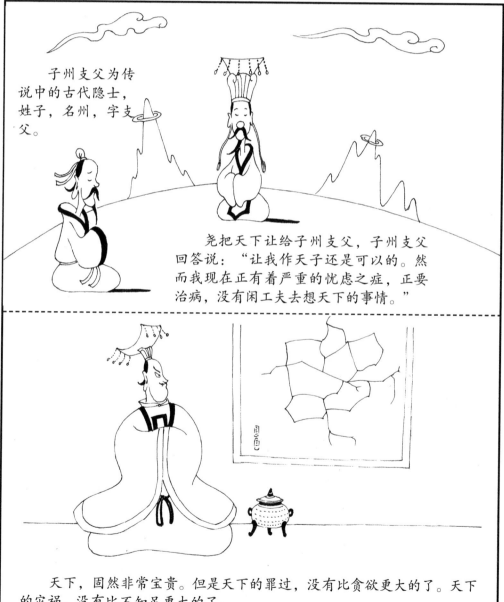

子州支父为传说中的古代隐士，姓子，名州，字支父。

尧把天下让给子州支父，子州支父回答说："让我作天子还是可以的。然而我现在正有着严重的忧虑之症，正要治病，没有闲工夫去想天下的事情。"

天下，固然非常宝贵。但是天下的罪过，没有比贪欲更大的了。天下的灾祸，没有比不知足更大的了。

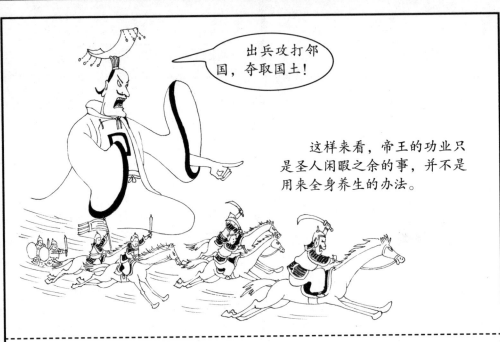

这样来看，帝王的功业只是圣人闲暇之余的事，并不是用来全身养生的办法。

天下虽宝贵，然而圣人不因它而损害自己的生命，又何况其他的东西呢？所以说，应该用大道的精髓来保全身体，用它的末节去治理国家，用它的渣滓去治理天下。

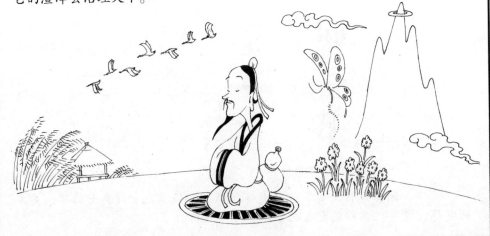

《玄豹第三·贿亡》
　　对于《玄豹第三·贿亡》中的兽类——麝。楚国的令尹子曾感慨颇深："虽然是兽类，而人有不如它的，因财物丧命，其见识还不如麝呐！"而在现实生活中，"舍命不舍财"虽常当笑话来讲，可真遇到险事，能够真正做到"舍财求命"的反而不多。

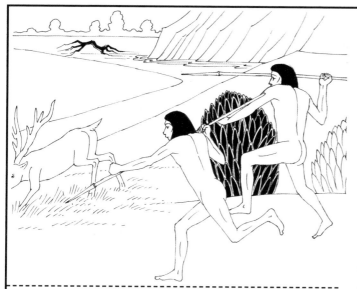
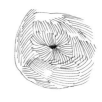

　　荆山的麝香为东南的名产之一。故当地人常追猎麝，麝被追得走投无路时，就会将肚脐下的麝香揪下来扔进草丛里。如此一来，追猎的人就会停止追赶，而是直接寻找麝香了，麝因而得以逃生。

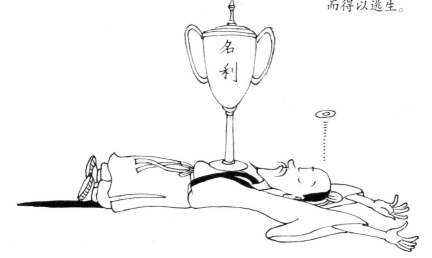

　　如今世俗所谓的君子们，损害身体、不顾生命地去追求外物，他们这样做是要达到什么目的呢？大凡圣人有所举动的时候，一定首先要搞清楚他所要达到的目标和他怎样达到这个目标。

古人的养生境界

真人、至人、圣人、贤人

　　放眼中国的传统养生大道，往往能使自己寿命超出平常人的往往有四类人，依此为真人、至人、圣人及贤人。

图解大中医漫画丛书

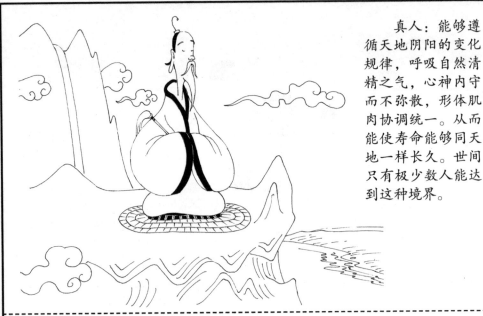

真人：能够遵循天地阴阳的变化规律，呼吸自然清精之气，心神内守而不弥散，形体肌肉协调统一。从而能使寿命能够同天地一样长久。世间只有极少数人能达到这种境界。

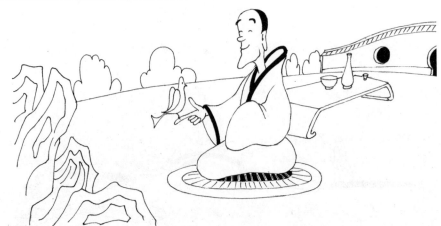

至人：懂得养生大道，可使自己延长寿命，保持形体不衰。能达到这种境界的人极少。传说颛顼的玄孙彭祖历经唐、虞、夏、商等朝代，其寿命长达八百多岁，为至人。

一本就能看懂中医养生篇

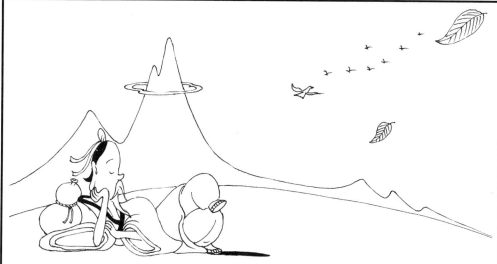

圣人：能够顺应自然，身心不为外界所劳累，没有过多的思虑，寿命可长达一百多岁。

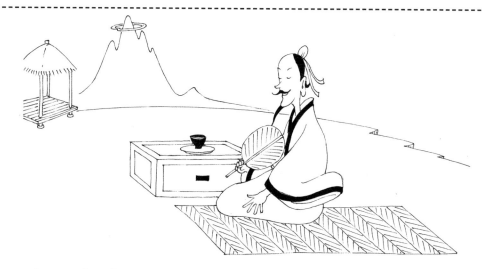

贤人：善于养生，可以根据阴阳变化调养身体，可以增益寿命，但却有一定的限度。只要遵循养生之道，很多人都可以达到这种境界。

普通人为何寿命很短

在黄帝时代，岐伯已经认为当时的人内心思虑、贪欲太多，导致精神涣散后难以收聚回去，从而影响病人的身体康复。在瞬息万变的现代社会，人们的心思更容易被各种各样的事所占据，更难收聚在一起。

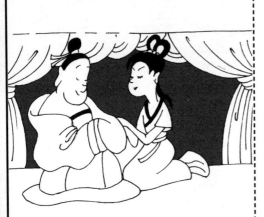

普通人纵情色欲，而使精气枯竭，真元耗散。

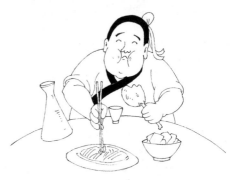

不懂得保持精力充沛，不断地劳心伤肺，生活起居毫无规律。

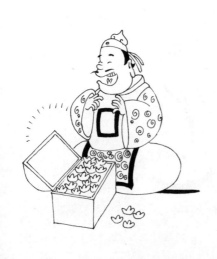

日常生活中各种诱惑越来越多。

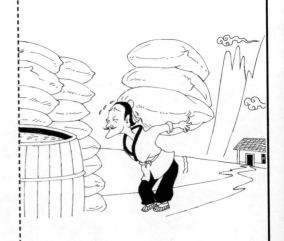

生活的压力也越来越大。

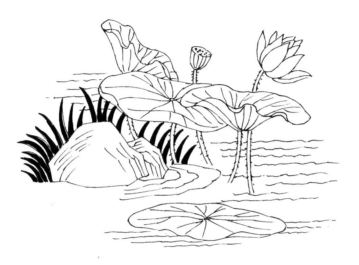

水的本性是清澈的，但因为泥土混杂在水中，才不能清澈。

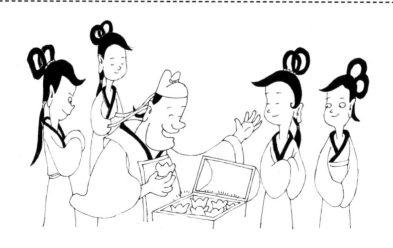

人的天性原本是可以长寿的，但因为身外之物不断搅扰，所以很难长寿。

闭三宝，藏神明（精、气、神）

　　中医表明精、气、神，是人体的内三宝；耳、目、口，则是人体的外三宝。想要长命百岁，就要使内三宝不随外物而耗损，外三宝不诱惑内心而扰动内三宝。汉代著名养生家魏伯阳曾说耳、目、口是人体三大宝，应该时常关闭它们，使其不与外界相通。因为耳朵是人体的精窍，眼睛是人体的神窍，嘴巴是人体的气窍。

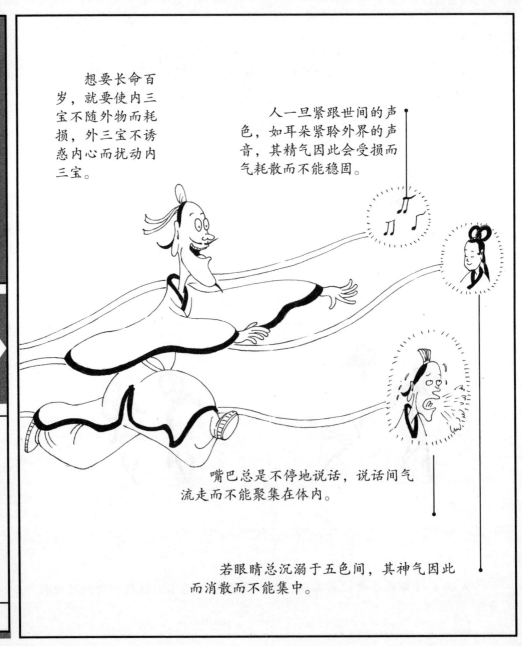

想要长命百岁，就要使内三宝不随外物而耗损，外三宝不诱惑内心而扰动内三宝。

人一旦紧跟世间的声色，如耳朵紧聆外界的声音，其精气因此会受损而气耗散而不能稳固。

嘴巴总是不停地说话，说话间气流走而不能聚集在体内。

若眼睛总沉溺于五色间，其神气因此而消散而不能集中。

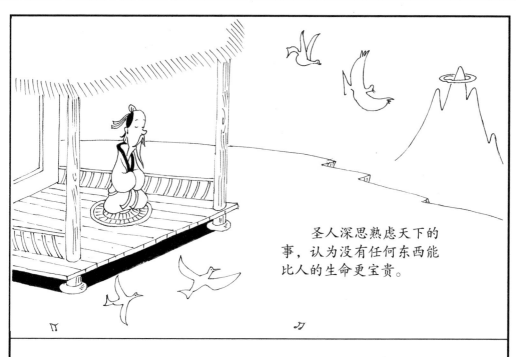

圣人深思熟虑天下的事，认为没有任何东西能比人的生命更宝贵。

耳、目、鼻、口，都是为生命服务的。耳朵虽然想听乐音，眼睛虽然想看彩色，鼻子虽然想嗅芳香，嘴巴虽然想尝美味，但如果对生命有害，就应停止。

对于这四种器官来说，即使它们不愿做的，但只要对生命有利，也该去做。由此看来，耳、目、口、鼻是不能为所欲为的，必须有所节制。这是珍惜生命的需要。

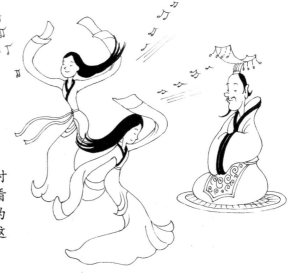

遵循四时阴阳好养生

四时阴阳是自然界万物赖以生长的根本，因此，懂得养生之人在春夏时节保养阳气，秋冬两季养收、养藏，所以能同自然界其他的万物一样，维持着春生、夏长、秋收、冬藏的规律。

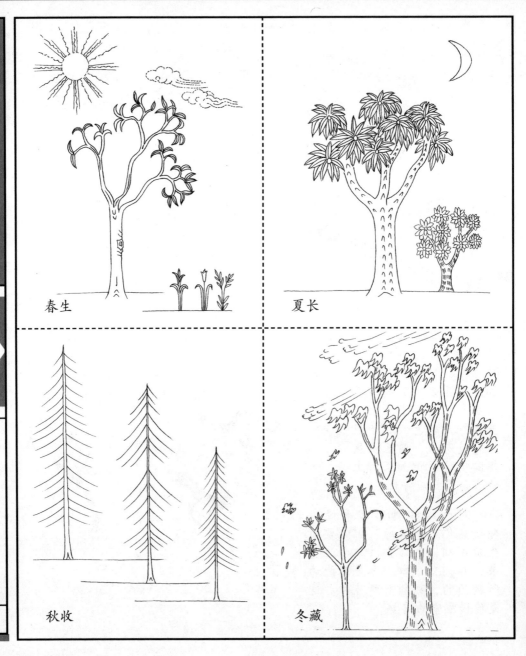

春生

夏长

秋收

冬藏

四时阴阳的有序变化，是世间万物的终始，是死与生的根本。阴阳是自然界存在的基础，阴阳平衡是确保自然万物不受损害的根本，人类养生也必须以调和阴阳为基础。

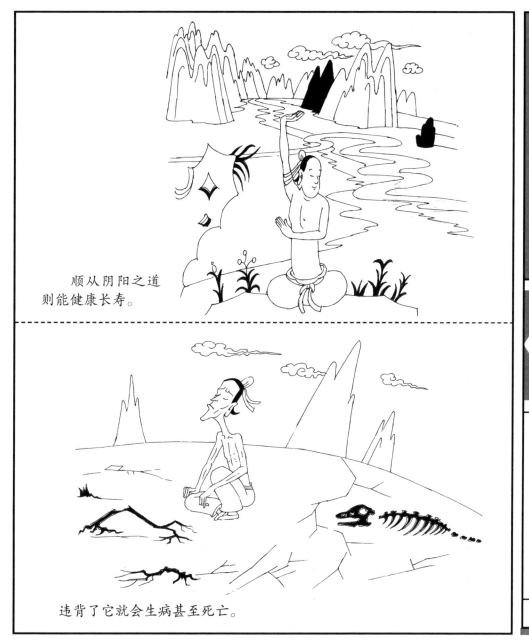

顺从阴阳之道则能健康长寿。

违背了它就会生病甚至死亡。

中医的整体观

　　所谓整体观念，即是中医学对于人体本身的统一性、完整性，以及对人与自然相互关系的整个认识。概括地说，就是认为人体与外界环境是一个统一的有机整体，而人体本身则又是这一巨大体系的缩影（即人身小天地），也是一个统一的有机整体。

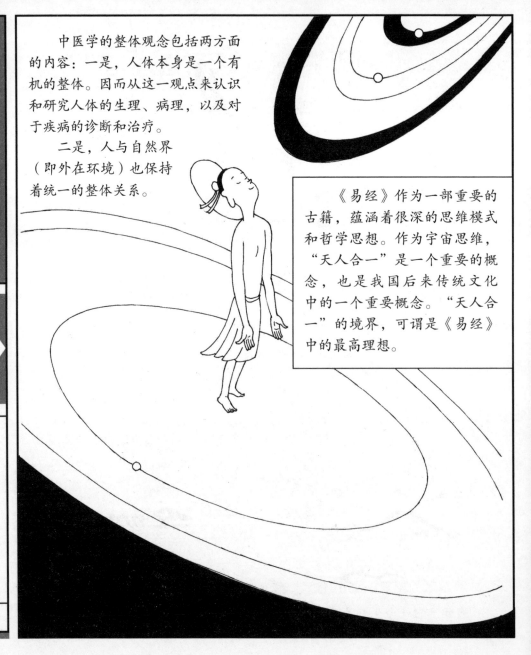

　　中医学的整体观念包括两方面的内容：一是，人体本身是一个有机的整体。因而从这一观点来认识和研究人体的生理、病理，以及对于疾病的诊断和治疗。

　　二是，人与自然界（即外在环境）也保持着统一的整体关系。

　　《易经》作为一部重要的古籍，蕴涵着很深的思维模式和哲学思想。作为宇宙思维，"天人合一"是一个重要的概念，也是我国后来传统文化中的一个重要概念。"天人合一"的境界，可谓是《易经》中的最高理想。

中医养生的最高境界

中医养生讲究"天人合一，取法自然"。主张养生要顺天时、承地理，根据自身所处的自然环境，制定符合自身的养生方案。

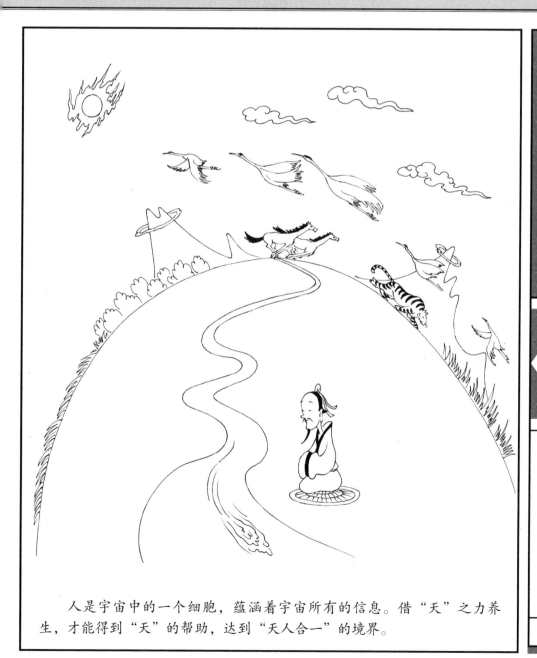

人是宇宙中的一个细胞，蕴涵着宇宙所有的信息。借"天"之力养生，才能得到"天"的帮助，达到"天人合一"的境界。

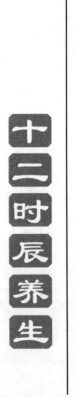

十二时辰养生

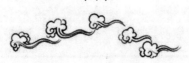

十二时辰养生，可以帮助我们解毒，可以帮助我们养生，帮助我们预测疾病，帮助我们医疗，还可以帮助我们吃药。

现在我们把一天分为24个小时，而在古代人们则把一天分为12个时辰，也就是两个小时相当于一个时辰，所以日养生也叫12时辰养生。12时辰和我们的五脏六腑以及经络密切相关，在这12时辰当中，每一个时辰都有一个经、一个脏腑值班，所以，我们要针对每一个不同的时辰来保养其相对的脏腑。

归经诀

中医有歌诀：子胆丑肝寅在肺；卯为大肠连肺乡；辰胃巳脾心居午；
小肠未土申膀胱；酉为肾气居兑方；戌为心包冠动脉；亥从三焦贯六腑。

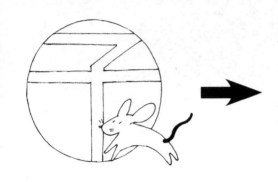

胆经 23：00-1：00 胆经当令，胆经排毒时间，应平躺床上使胆经更好地运行，将身体的毒素进行排出。

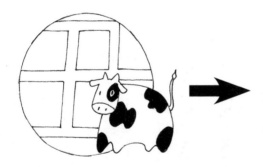

肝经 1：00-3：00 肝经当令，肝脏主解毒，此时全身的血液回流肝脏，清除血液中毒素，身体应进入深度睡眠，有利于肝脏对血液进行净化。所以如果想排毒23：00-3：00，一定要平躺进入睡眠状态。

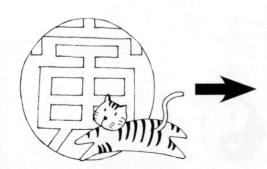

肺经 3：00-5：00 肺经当令，肺部免疫力较差或肺部排毒能力较差者，易在此时间段醒来；如咳嗽者此时咳嗽得最厉害；哮喘患者也易在此时间段发作。因此，晚上睡觉要注意通风，使肺部能够更好地呼吸、排毒。

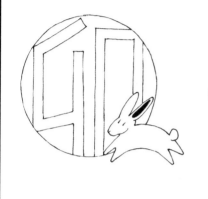

大肠经 5：00-7：00 大肠经当令，此时应该起床，喝杯温开水，然后排便，即使毫无便意也应小蹲几分钟，养成一种习惯，就不易产生便秘了。

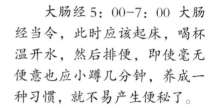

胃经 7：00-9：00 胃经当令，胃的活力最强，开始大量分泌胃酸，需要开始进食早餐，一天的能量需求很重要是要靠早餐来提供。

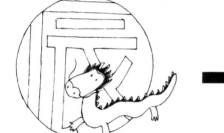

脾经 9：00-11:00 脾经当令，脾主运化，早餐经过消化吸收，此时要将物质营养输送到身体各处。

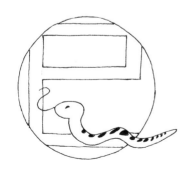

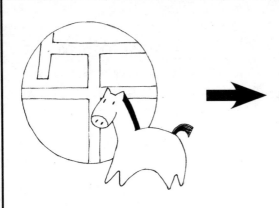

心经 11：00-13：00 心经当令，全身气血运行旺盛，为一天中阳气最旺的时间，不宜做剧烈运动，以免加重心脏负担；适宜休息，以恢复早上消耗掉的能力。

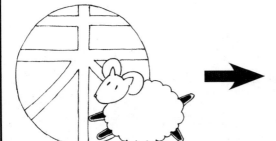

小肠经 13：00-15：00 小肠经当令，小肠主消化吸收，午饭吃饱，才有足够的营养物质提供人体使用。

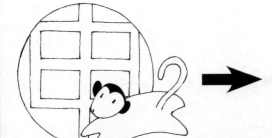

膀胱经 15：00-17：00 膀胱经当令，膀胱经是人体很重要的排毒经络，这个时间应适当地补充水分，增加毒素的排出。

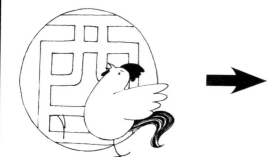

肾经 17：00-19：00 肾经当令，肾藏精，人体精力是否充足与肾气的强弱关系甚大；且此时也是太阳落山之时，阴盛阳衰，寒气出来，此时一定要注意保暖，防止寒气入侵。

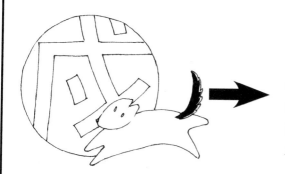

心包经 19：00-21：00 心包经当令，心包是保护心脏的，也是人体一天中记忆力最强的时间，此时学习，效率会更高。

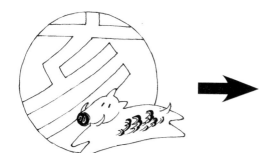

三焦经 21：00-23：00 三焦经当令，三焦经协调上中下三焦，对人体平衡的影响很大。

子时

胆经当令，在熟睡中保护阳气

子时又称夜半、子夜、中夜，顾名思义就是天黑之时，万物归静之时，犹如一年之冬。此时一定要让身体收藏起来，静静等待黑夜的过去，以顺应阴阳交替的规律。

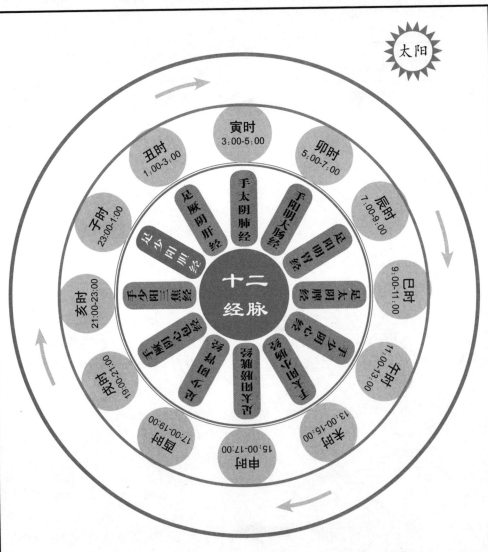

太阳

寅时
3:00-5:00

丑时
1:00-3:00

卯时
5:00-7:00

子时
23:00-1:00

辰时
7:00-9:00

亥时
21:00-23:00

巳时
9:00-11:00

戌时
19:00-21:00

午时
11:00-13:00

酉时
17:00-19:00

未时
13:00-15:00

申时
15:00-17:00

十二经脉

足厥阴肝经
手太阴肺经
手阳明大肠经
足阳明胃经
足太阴脾经
手少阴心经
足少阳胆经
手少阳三焦经
手厥阴心包经
足少阴肾经
足太阳膀胱经
手太阳小肠经

子时，是一天当中太极生命钟的阴极的时候，按照阴阳消长的规律，此时阴气最重，而阴是主睡眠的，那么我们就要驾驭这个阴阳的消长规律，在这个时候我们要处于熟睡的状态。

阴阳交替，养胆护阳

《黄帝内经》载："以一日为四时，朝则为暮，日中为夏，日入为秋，夜半为冬。"意思是说，一天相当于一年，子时就相当于一年中的冬季。冬天，大地封冻，大多数动物都因气候的变化，遵循天时，进入冬眠期。人的身体也一样，到了一日之冬的夜半，也要进入睡眠状态。

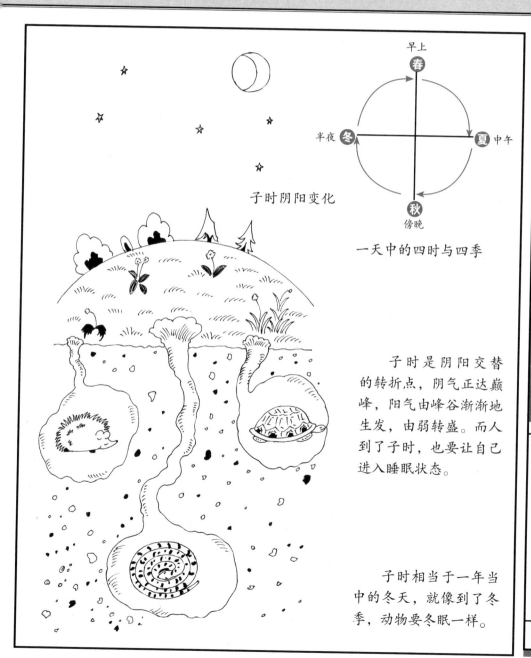

子时阴阳变化

一天中的四时与四季

子时是阴阳交替的转折点，阴气正达巅峰，阳气由峰谷渐渐地生发，由弱转盛。而人到了子时，也要让自己进入睡眠状态。

子时相当于一年当中的冬天，就像到了冬季，动物要冬眠一样。

十二时辰养生

小子鼠蕴藏大能量

在中国传统文化中，"子鼠"象征子时阳气生发的力量。其生发力量虽小却很持久，缓慢的生发，却积聚着一股不可忽视的大能量。

子时与十二生肖中的鼠相对应。在陆地动物中，老鼠体形很小，但它的繁殖能力却是十二种动物中最强的。一胎可以生十几只小老鼠，而且在一年之中能不断孕育。

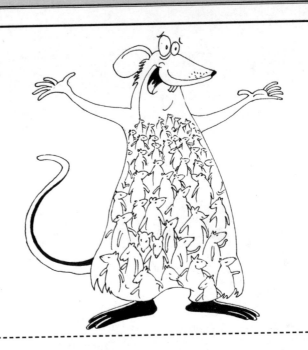

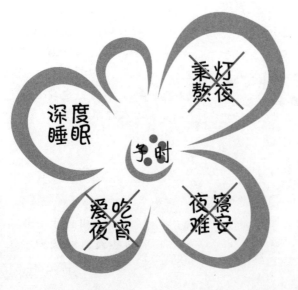

子时与鼠相对应，以老鼠强盛的繁殖力来比喻子时阳气生发的力量。力虽小，却很持久，其积聚生发的力量不可忽视。如果此时不睡觉，阳气生发受阻，阴气则无法收藏，继而会导致阴阳失衡，百病丛生。

阴阳交替，胆经当令，养胆护阳

《黄帝内经》载："夜半为阴陇，夜半后而为阴衰。"也就是说半夜阴气由盛转衰，阳气由弱渐强。此时为胆经当令，是养胆护阳的最好时程。

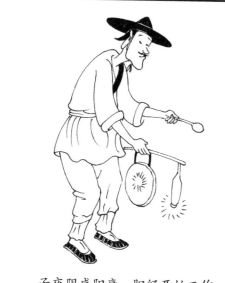

子夜阴盛阳衰，胆经开始工作。

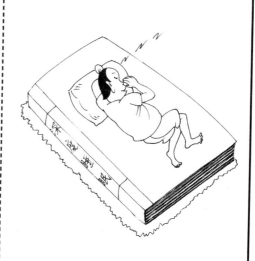

子时睡觉，就是养胆护阳。

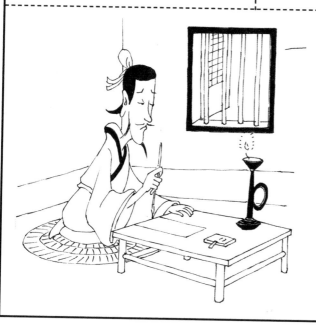

子时，是胆经活动能力最强的时候，胆汁经过一天的劳动，需要新陈代谢，只有在睡觉时，胆汁才能完成新陈代谢这一过程。秉灯熬夜，大大阻碍了阳气的生发。

胆功能受损，则阴阳失衡百病生

胆功能受损，就会感到口苦，常常叹气，胸胁疼痛等。严重时，常感觉自己的脸洗不干净，像蒙着一层灰尘一样，失去了光泽。全身的皮肤因干燥而不再滋润，足部外则会感到发热等。

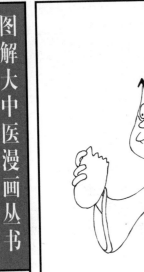

口苦，常常叹气，胸胁疼痛等。

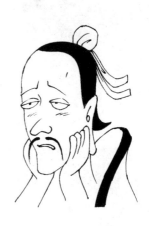

脸如蒙尘，没有光泽。

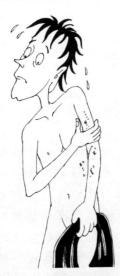

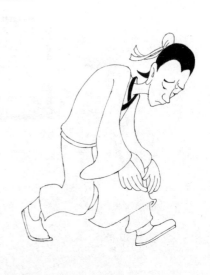

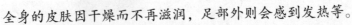

全身的皮肤因干燥而不再滋润，足部外则会感到发热等。

肝主谋虑，胆主决断

《黄帝内经》载："气以壮胆，邪不能侵，胆气虚则怯，气短，谋虑而不能决断"，意思是说，人体内胆气充足，则外邪不易侵入体内；胆气不足，则会胆怯，做事优柔寡断。谋虑过多，决断不清，则会使肝胆通道堵塞，产生多疑、精神错乱等症状。

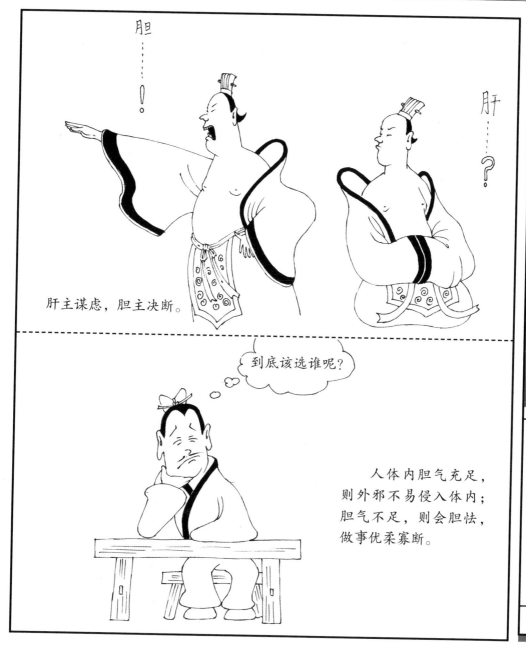

白天养阳，夜晚养阴

白天，太阳升起时运动，有助于阳气勃发；夜晚，月亮当空时睡觉，为收藏，意在养阴护阳。

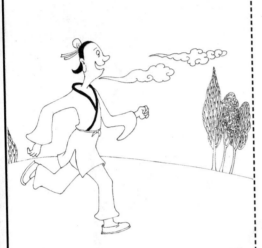

白天，太阳升起时运动，有助于阳气勃发。

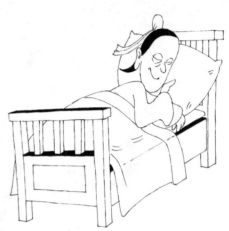

夜晚，月亮当空时睡觉，为收藏，意在养阴护阳。

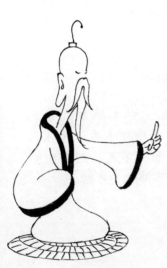

中医认为，胆对于人体至关重要。胆气在疏通人体气机，调节脏腑功能方面发挥着重要作用，胆气升发、疏泄的功能，可使人体达到阴阳调和、气血顺畅的状态。所以，维护"胆"的功能正常对于保持健康至关重要。

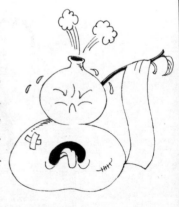

子时不睡，等于放弃了你的健康

　　从中医养生的角度来说，熬夜会使体内的精气入不敷出，导致胆汁不仅不能及时代谢，容易患病，同时还会影响思维、判断力。

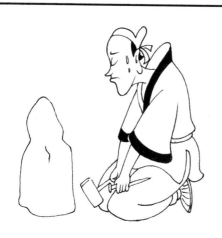

如果晚上过了12点，人还不上床休息的话，次日就会精神不济，工作效率低下……

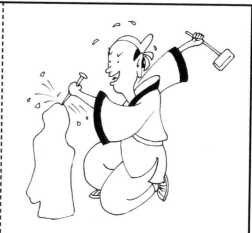

对于作息时间有规律的人来讲，其精神状态佳，次日工作效率就高……

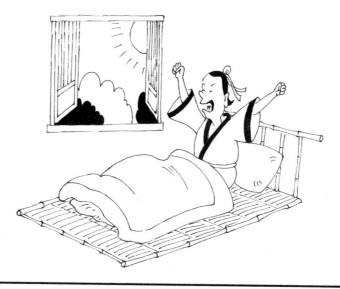

有些人误认为晚上的觉白天补，其实这样对身体有百害而无一利。晚上不睡觉不能养阴，早晨不起床不能升阳。

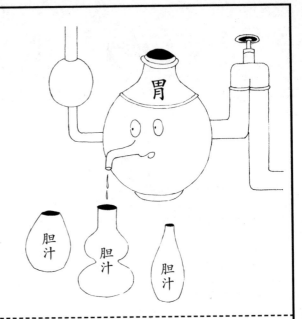

早晨是胃经开始工作的时候，胃一蠕动，胆汁随后就会分泌出来，分泌出的胆汁要及时得到食物的营养供给。

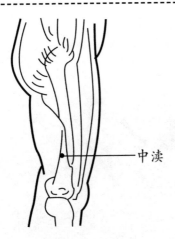

中渎

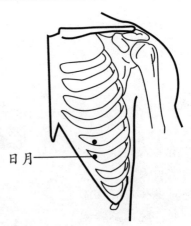

日月

如果早晨，胃经得不到食物的消化营养，在空运转，时间长了就会形成结石。如何防治胆囊炎、胆结石，不妨常拍打中渎穴和按揉日月穴。

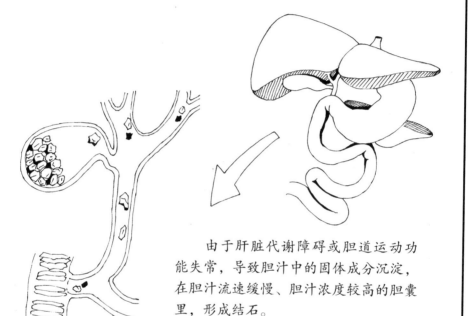

由于肝脏代谢障碍或胆道运动功能失常，导致胆汁中的固体成分沉淀，在胆汁流速缓慢、胆汁浓度较高的胆囊里，形成结石。

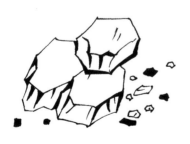

小如米粒，大如核桃。其数量一粒、两粒，也可达数百粒。

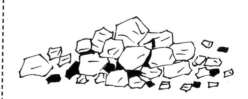

一般情况下，结石一旦形成就会越积越多，越长越大。

老人睡寝难安，皆因阳气不足、气血亏虚

　　人到老年，由于体内阳气逐渐地衰弱，气血不足，五脏不能得到气血的滋养，就会出现肌肉枯萎，经脉不通，五脏之气运行不通畅，抵抗力下降等现象。

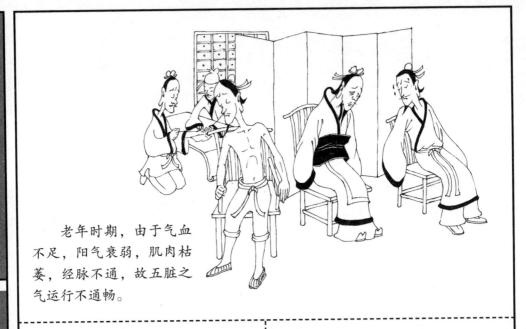

　　老年时期，由于气血不足，阳气衰弱，肌肉枯萎，经脉不通，故五脏之气运行不通畅。

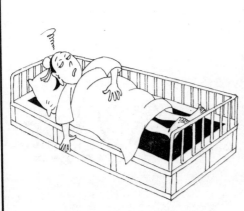

　　故而老年人易白天精神不济，夜里又睡不着、觉少，严重时还会出现食欲缺乏。

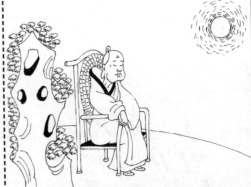

　　老年人要想睡得安稳，则先要补充气血。而精血的生成有赖于阳气的滋养。对于老年人来说，补充阳气最好的方法就是晒晒太阳。

扶阳操（扶阳五式）

扶阳五式又名扶阳操。扶阳，即扶助人体阳气，使人体阳气充足、身体健康；扶阳五式能够打通人体大、小周天，畅通瘀阻的经脉，从而产生超常的抗病防病能力。长久修炼此法，可使人体混元之气内敛，真阳固守，浑身有力，底气内蕴，胆气充足，自可达到祛病强身、延年益寿之功效。

第一式　站桩

身体直立，两手自然扶住腰部的肾俞穴。沉肩挺胸，闭目，自然呼吸。舌抵上腭，口微闭，下颌微收。左脚缓慢抬起，向左侧迈一步，与肩同宽，两脚间自然成内八字，两膝微屈。同时汇集意念至头顶百会穴。静站10分钟。

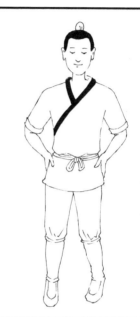

第二式：抱球

承接上式，两手缓缓上提抱于胸前，两手距离胸30厘米，手指似弯非弯、似夹非夹，劳宫穴相对成抱球状，两手相距5厘米为宜。身躯正直，做到松而不软、紧而不僵。静站5分钟。

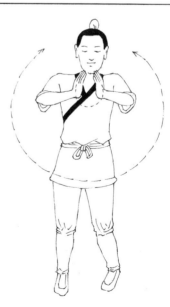

第三式 和合

承接上式，两手慢慢同时外拉，拉至10厘米左右再缓缓内合，合到3厘米左右时，再同时向外拉，开时吸气，合时呼气。如此反复练习，但动作一定要缓慢，不可用僵力开合，要体会两手之间有一种无形的牵引力，令双掌合不拢、拉不开。锻炼5分钟。

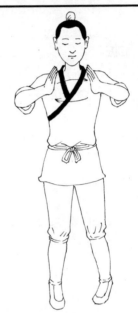

第四式：归真

承接上式，两手于胸前抱住不动，将掌中内力分成两股热流，各自从双掌劳宫穴吸入，并沿两臂上行至头顶百会穴，自百会将热流下行输布全身百脉，最后下沉归入至小腹下丹田，双掌叠放于下丹田。意守丹田10分钟！

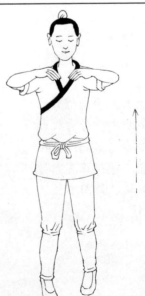

图解大中医漫画丛书

一本就能看懂中医养生篇

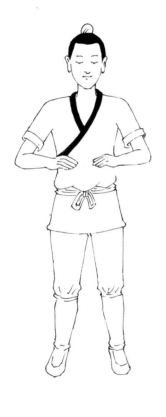
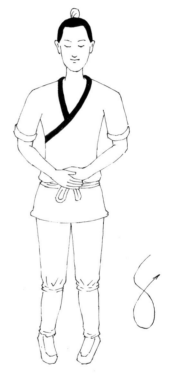

第五式　打圈

　　承接上式，两手打开慢慢抬起，与胸相距30厘米，双掌劳宫穴向下，身体下沉、上提做蹲桩动作，蹲时呼气提时吸气，如此反复5次，起身踢腿慢走5圈,同时双手在掌心画"8"字。多人一起锻炼为宜。

子时一到，夜宵最好别吃

夜晚阴气比较重，吃夜宵会使胆内的少阳之气得不到生发，所吃的食物不易消化，就会对健康造成极大的伤害。

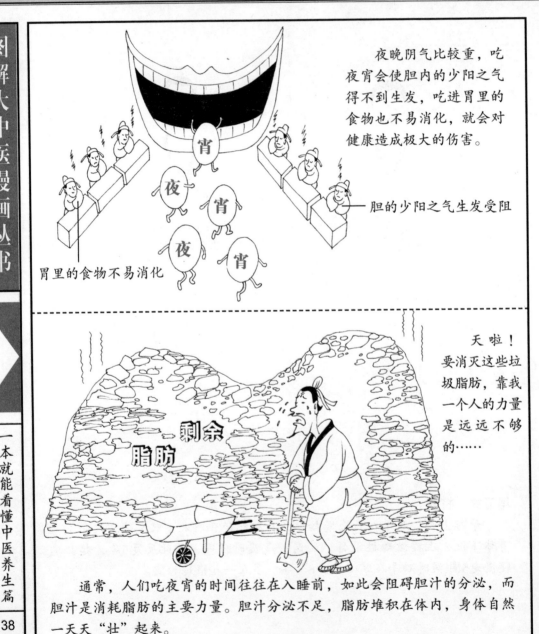

夜晚阴气比较重，吃夜宵会使胆内的少阳之气得不到生发，吃进胃里的食物也不易消化，就会对健康造成极大的伤害。

——胆的少阳之气生发受阻

胃里的食物不易消化

天啦！要消灭这些垃圾脂肪，靠我一个人的力量是远远不够的……

剩余脂肪

通常，人们吃夜宵的时间往往在入睡前，如此会阻碍胆汁的分泌，而胆汁是消耗脂肪的主要力量。胆汁分泌不足，脂肪堆积在体内，身体自然一天天"壮"起来。

足少阳胆经循行线路

起于眼外角（瞳子髎），向上达额角部（颔厌），下行至耳后（风池穴），由颈侧，经肩部进入锁骨上窝。直行再走到腋下，沿胸腹侧面，在髋关节与眼外角支脉会合，然后沿下肢外侧中线下行。经外踝前，沿足背到足第四趾外侧端（窍阴穴）。有三分支：一支从耳（风池穴）穿过耳中，经耳前到眼角外；一支从外眼角分出，下走大迎穴，与手少阳三焦经会合于目眶下，下经颊车和颈部进入锁骨上窝，继续下行胸中，穿过膈肌，散络于肝，属于胆；沿胁里出于腹股沟动脉处，绕阴部毛际（气冲穴），横入髋关节（环跳穴）；一支从足背（足临泣穴）分出，沿第一、第二跖骨间到大拇指甲后（大敦穴），交与足厥阴肝经。

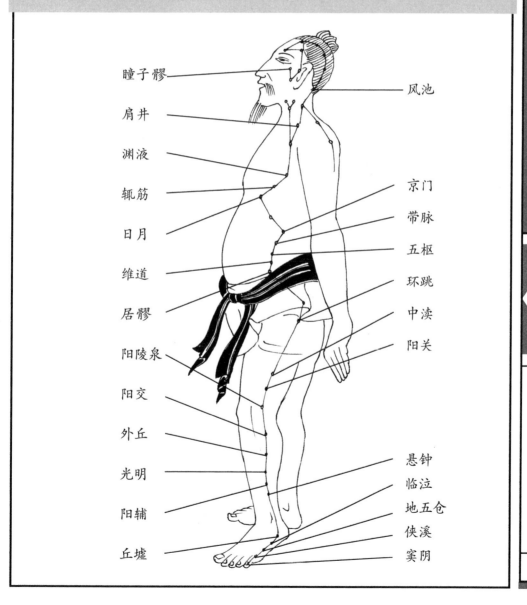

瞳子髎
肩井
渊液
辄筋
日月
维道
居髎
阳陵泉
阳交
外丘
光明
阳辅
丘墟

风池
京门
带脉
五枢
环跳
中渎
阳关
悬钟
临泣
地五仓
侠溪
窍阴

足少阳胆经病变

　　足少阳胆经连接着人的头和足，是比较复杂的一条经络，有多条分支。经常拍打，疏通胆经，可防治疾病。

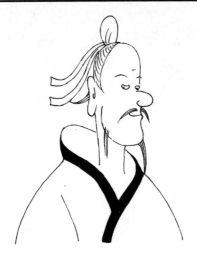

胆经气血不足，导致华发早生

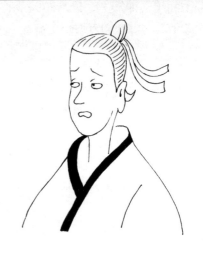

常梳头，疏通胆经，早日摆脱少白头

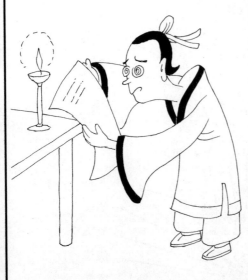

治眼疾、头痛，按揉瞳子穴、光明穴

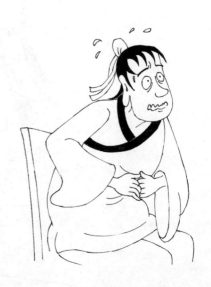

消化不良、腹痛，按揉率谷穴

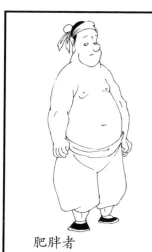

肥胖者

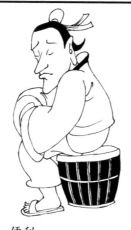

便秘

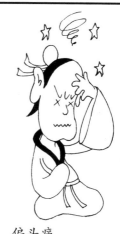

偏头痛

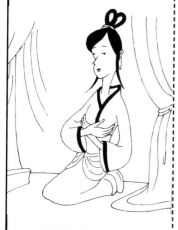

乳腺增生

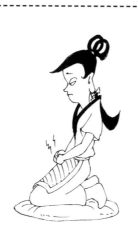

妇科病

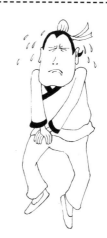

前列腺疾病

　　减肥，治便秘、偏头痛、乳腺增生、妇科病、前列腺疾病：敲带脉，侧推腹。带脉穴位于与肚脐眼相平的腰两侧，肥胖的人一般不容易找到，最好的办法，就是平躺放松身体，敲打肋下两边，胯骨以上的地方，俗称"游泳圈"的地方，每次敲200次以上。

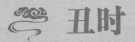

丑时

肝经当令，静中有动，推陈出新

丑时又称鸡鸣、荒鸡。黎明前的黑暗，阳气虽生发，但也要收敛。犹如在圈舍里的鸡飞上墙头，期待着地平线上的一轮阳光，静中有动，推陈出新，迎接新的一天。

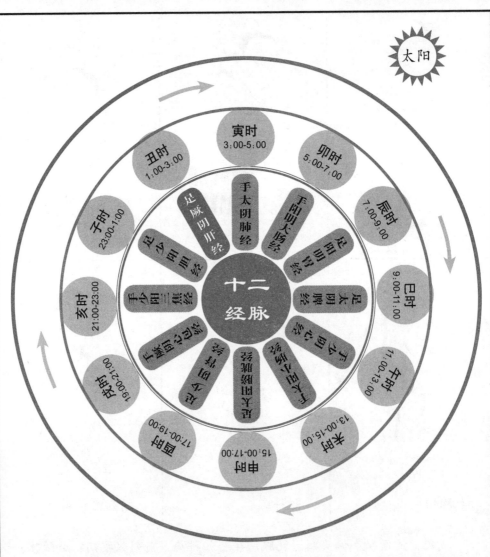

丑时又称鸡鸣、荒鸡。黎明前的黑暗，阳气虽生发，但也要收敛。犹如在圈舍里的鸡飞上墙头，期待着地平线上的一轮阳光，静中有动，推陈出新，迎接新的一天。

丑时是1点到3点，丑时属牛。天开之后，接着要辟地，"地辟于丑"，牛耕田，该是辟地之物，所以以丑属牛。这时候牛吃足了草，"倒嚼"最细、最慢、最舒适，所以丑时同牛搭配。

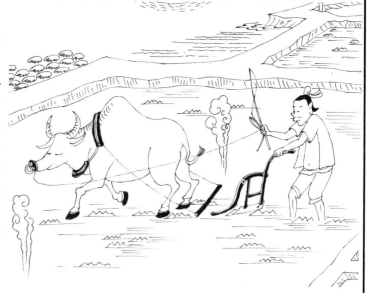

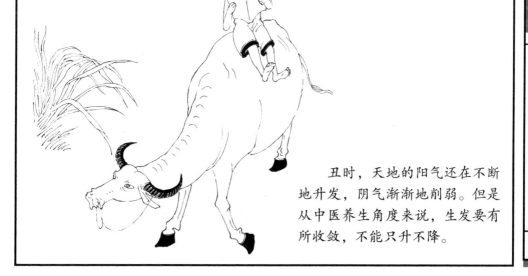

丑时，天地的阳气还在不断地升发，阴气渐渐地削弱。但是从中医养生角度来说，生发要有所收敛，不能只升不降。

阴阳升降，肝经当令，养肝藏血

　　丑时，体内的阳气在不断地生发，阴气慢慢下降，此时正是肝经工作的时候。这时候保证睡眠，可以养肝藏血。肝脏内储存的血量会随着人的状态变化而相应地增加和减少。

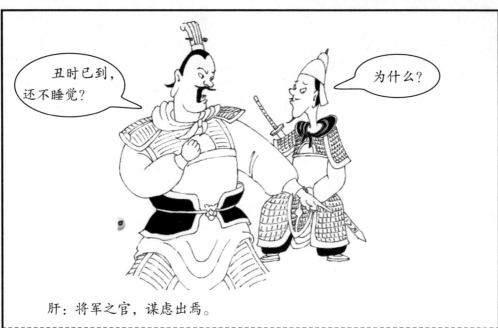

肝：将军之官，谋虑出焉。

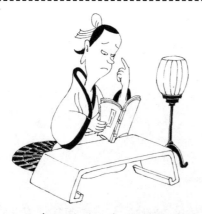

　　人在运动时，机体所需要的血量增加，肝脏为供应机体所需排出其所储藏的血液，气血动行于诸脉之上。

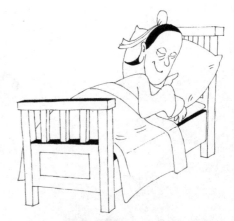

　　人体处于休眠状态时，情绪稳定，机体处于静止状态，所需的血量较少，大量的血液储藏于肝脏内。

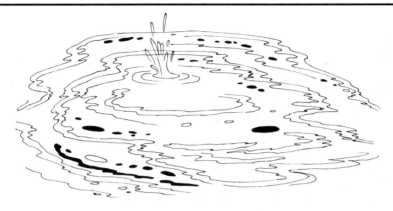

肝为人体中的"血库"，"血库"充盈，肝的疏泄功能正常，我们的身体才能取之不尽、用之不竭。

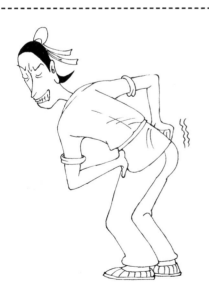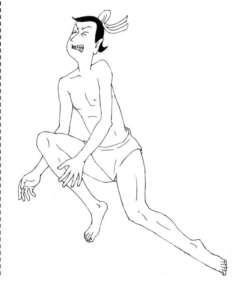

肝不但藏血，同时，肝还主筋。所谓的"筋"，就是具有弹性的东西，是人体的韧带、肌腱部分，如果没有充足的血液滋润筋，筋就会没有弹性。

肝脏：人体最大的解毒器官

　　人每天都要接触和摄入许多的有毒物质，这都是体内的垃圾，必须及时将这些毒素清理并排出体外。

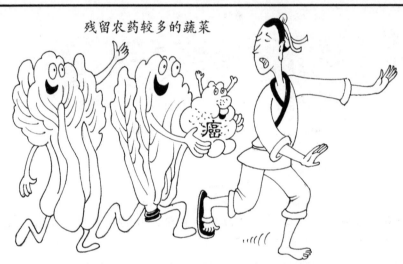

残留农药较多的蔬菜

　　接触和摄入许多有毒物质；脾胃和肠道吸收消化后，产生有毒物质；或身体其他部位制造的有毒物质。

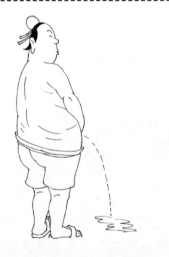

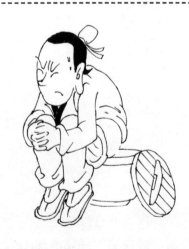

　　肝脏将有毒物质进行分解，然后将其转化为无害的物质，分泌到胆汁或血液里，再排出体外。

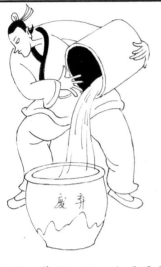
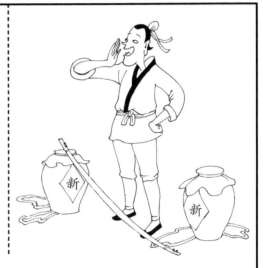

肝脏工作了一天，也需要新陈代谢，用再生的新鲜血液淘汰废旧的血液。凌晨两三点，气血流经肝脏，完成血液的代谢过程。此时，还不休息的话，血液就要不停地运行于经脉上，则无法回归肝脏进行代谢。

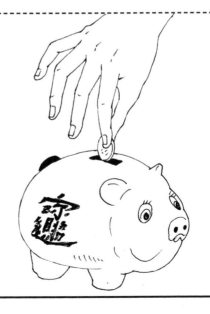

肝脏好比是人体的血液银行，需要随时存入，如果天天透支，肝脏处于超负荷运转，人就会生病。

丑时如初春，养肝护肝别错过

  《黄帝内经》认为，肝为罢极之本，为魂所居之处，其荣华表明在爪甲，其充养的组织在筋，可生养血气，其味酸，其色苍青，为阳中之少阳，与春气相通。由此可知，就季节来讲，春天是养肝的最好季节。

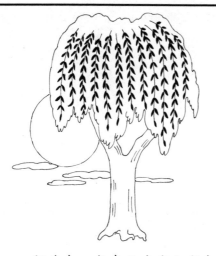

肝为木，与春天生发之气相合。

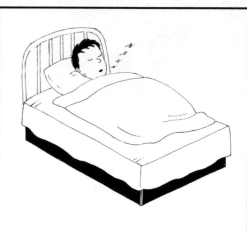

丑时如初春，深度睡眠可促进肝血代谢。

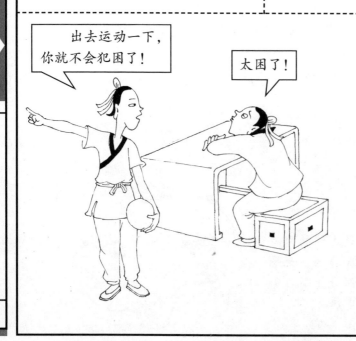

出去运动一下，你就不会犯困了！

太困了！

  春季，万物复苏，人们脱去了厚厚的冬衣，却总感觉很疲乏，昏昏沉沉的，好像还没有睡醒一样。这是因为在一个漫长的冬季，为了抵御严寒，消耗了体内大量的阳气。而在冬天所收藏的阳气不够多，气血不足，导致"春困"的现象时有发生。

中医讲解春季如何养好肝

《黄帝内经》表明：春天阳气生发，一片欣欣向荣的景象，源于冬天的收藏和积累。要想滋养生机，须做到以下几点：

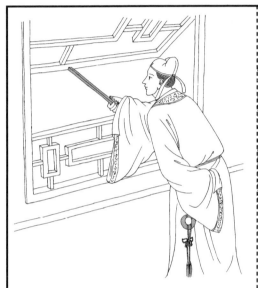

春季，要早睡早起。

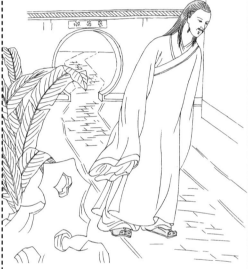

衣着宽松，在庭院里散步。

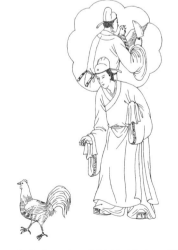

不产生一切不好的想法，达到人和自然的和谐相处。

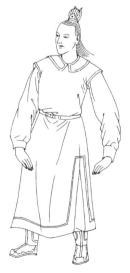

舒展形体，抒发神志。

春季，肝气过旺，引发不适证

子时如初春。春季，肝气过旺，易导致脾胃湿困，使脾胃运作失常，中气不足，就会出现疲劳、乏力，头昏、眼花等不适症。

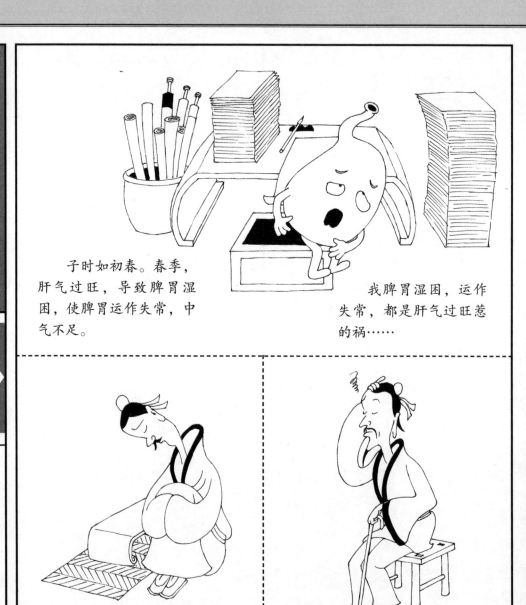

子时如初春。春季，肝气过旺，导致脾胃湿困，使脾胃运作失常，中气不足。

我脾胃湿困，运作失常，都是肝气过旺惹的祸……

疲劳、乏力

头昏、眼花

	肝	宜　忌
四时	春	春天万物生发，人要早睡早起，早晨披散头发，穿宽松的衣物，在院里散步，放松身心，这样有利于护肝，否则会伤肝
五行	木	肝五行属木。因为肝脏与草木比较相似，草木在春季萌发生长，肝脏在春季功能较活跃
五味	酸	肝喜酸。适当地吃些酸的食物有利于养肝，但不可过量，过食酸味，便会使肌肉粗糙皱缩，口唇干裂发枯
五色	青	肝喜绿。多吃些绿色食物能有效舒缓肝胆压力，调节肝胆功能。像荔枝、李子、芹菜、空心菜等都是不错的降肝火食物
五体	筋	肝主筋。筋依赖于肝脏气血的滋养。肝脏气血充足，则筋力强健；肝精肝血不足，筋得不到滋养，会出现手足震颤、肢体麻木、屈伸不利等
五志	怒	怒伤肝。过度生气容易导致肝气上逆，血随气而上溢，故伤肝。生气者常出现面红耳赤、头痛、眩晕，甚至吐血或昏厥猝倒等情形
五谷	麦	麦仁、粳米具有收敛的功效，常喝麦仁粳米粥可敛肝护血，滋阴降火

图解大中医漫画丛书

十二时辰养生

人卧血归于肝，肝受血则气足

《黄帝内经》说：人躺下休息时，气血储藏于肝脏，气血足了，能滋养眼睛看到东西，滋养足可以行走，滋养手掌就能把握，滋养手指就能抓取。可见，人只要在休息或静止状态中，身体呈自然放松状态，气血就会完成更新再生的过程。

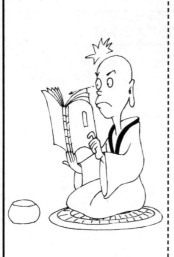
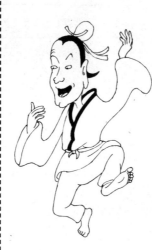
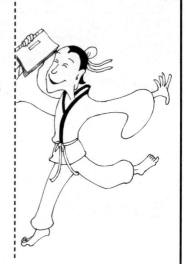

《黄帝内经》说："人卧血归于肝。肝受血而能视，足受血而能步，掌受血而能握，指受血而能摄。"

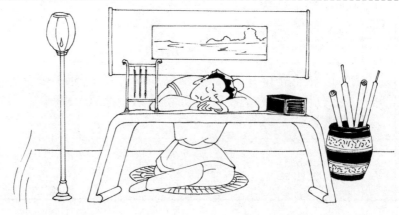

肝气足，思维就会敏捷，反应也会更加灵敏，工作效率也会大大提高。反之，就会反应迟钝，降低工作效率。肝为"将军之官，谋虑出焉"，思维与肝息息相关。

养眼必先养肝

《黄帝内经》表明："久视伤肝，久坐伤骨"。人若长时间用眼，需要消耗大量的肝血，肝血得不到及时补充，就会伤及身体。故而会出现视线模糊、双眼干涩等症状。

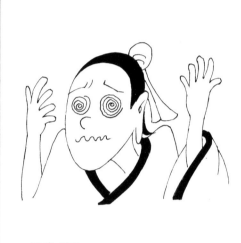

视线模糊

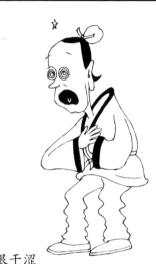

双眼干涩

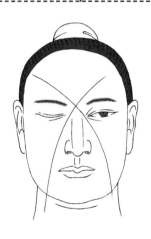

肝主目。肝开窍于目。"窍"通道的意思。意在表明肝的功能就像是一个阀门，眼睛一闭一睁，好像开关的阀门一样。一睁眼，阀门就开了，血就开始运化，心就开始思维；一闭眼，阀门关闭，信息中断，自然不会引起机体的变动。

眼部保健利在养肝护肝

随着人年龄的增长，肝血自然亏损，眼睛得不到充足的肝血来滋养，眼睛就会花。故人们常说的"老花眼""老花镜"都与"老"有关。《黄帝内经》中有"肝气通于目，肝和则目能辨五色矣"。就是说肝功能在正常情况下，提供的血液和阴津滋养眼睛，眼睛才能清晰地分辨出各种颜色。

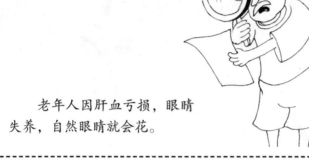

老年人因肝血亏损，眼睛失养，自然眼睛就会花。

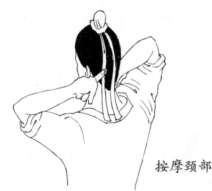

按摩颈部

按摩颈部将手掌放在颈部，上下或左右来回搓动3—5分钟，至有微热感为止，这样可以起到促进颈部血液循环的功效。颈部血液循环正常，上升到头部的气血就会增多，而头部的供血又直接影响到眼睛。所以搓热颈部对改善眼睛及整个大脑的供血都是有好处的。

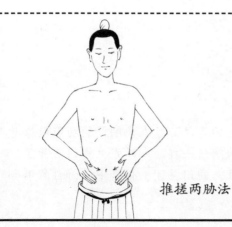

推搓两胁法

将双手按于腋下肋骨间隙，推搓至胸前，至两手交叉时返回。如此反复推搓30次。两胁指两侧下胸肋及肋缘部，为肝、胆、胰所居之处，经常推搓此处，可起到增强肝功能、养肝护肝的效果。

女性生长周期，皆与肝血相关

　　女性一生中每个重要阶段都要耗费大量的气血。所以养肝养血才是女性健康的根本所在。

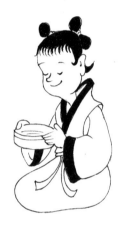

　　7岁，肾气逐渐旺盛，毛发渐密，更换牙齿。

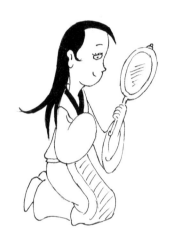

　　14岁，天癸成熟，月经来潮，具备生育能力。

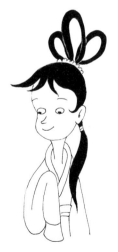

　　21岁，肾气饱满，长出智齿，状况良好。

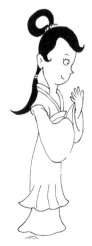

　　28岁，筋骨结实，肌肉丰盈，达到顶峰。

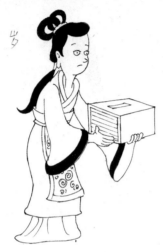

35岁，阳明经衰退，面色枯槁，头发疏落。

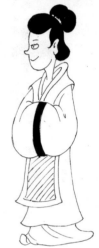

42岁，三阳经衰退，面容枯槁，头发变白。

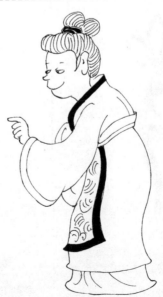

49岁，天癸枯竭，月经停止，丧失生育能力。

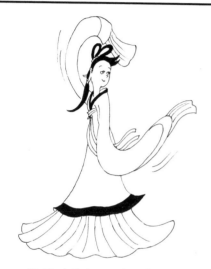

肝脏功能好，则面色红润，肌肤饱满丰盈，毛发润滑光泽，精神饱满，感觉灵敏，活动灵活。

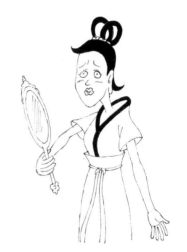

肝功能差，则脸色暗黄，肌肤枯瘦无力，毛发干涩，精神恍惚，活动笨拙。

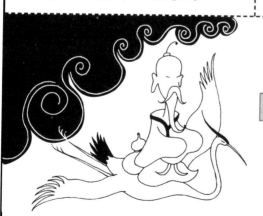

女子要以血为主，以肝为养！

女子以血为主，以肝为养

女性从青春期每月一次准时来访的月经，到孕育期近十月怀胎到分娩、哺乳等，女人一生中的每个重要阶段，都要耗费大量的气血。没有充盈的气血滋养做后盾，每个阶段都不能顺利地进行。故而，肝就像一个存储气血的仓库。

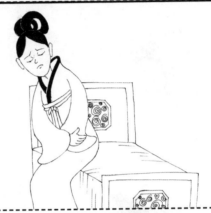

青春期来月经。如果肝脏这个"血库"充盈，月经就会准时到来；"血库"告急，则易导致月经紊乱、白带异常等病症。

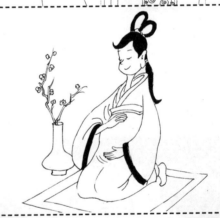

妊娠期的女性，需要肝脏提供血液养胎，肝血不足则会影响胎儿的发育。

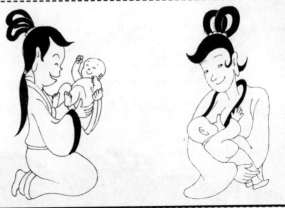

哺乳期的女性，需要消耗大量的气血，需要肝脏供血补充。

如果"血库"告急，或是肝的疏泄功能不正常，就会导致月经紊乱、白带异常等病症，严重时还会导致不孕。对于女性而言，乳房是肝脉必经之路，如果肝失疏泄，气机不畅，肝气郁结，就会出现胸闷、乳胀、乳房疼痛。

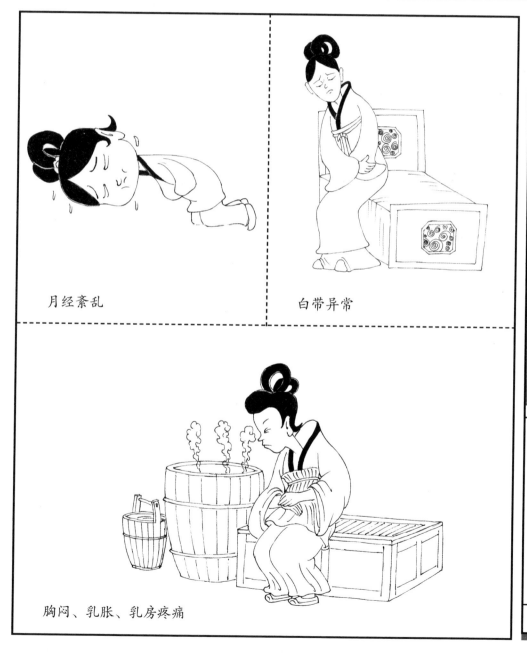

月经紊乱

白带异常

胸闷、乳胀、乳房疼痛

有火发出来，也等于在养肝

肝无补法，只有破法。怒则伤肝，郁积严重就会伤身。必须将郁怒破掉，有火就要发出来。

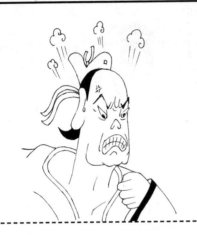

《黄帝内经》上说，怒伤肝，喜伤心，思伤脾，悲伤肺，恐伤肾。肝主要以疏泄理气为主。人在发怒时肝气上逆，血随气而上溢，伤及肝。所以，平时生气的时候，有火一定要发出来，这也是养生。

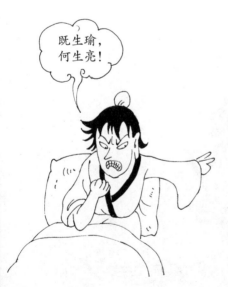

既生瑜，何生亮！

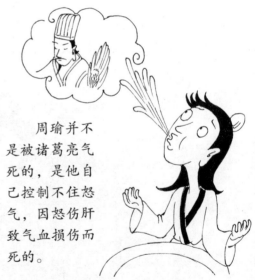

周瑜并不是被诸葛亮气死的，是他自己控制不住怒气，因怒伤肝致气血损伤而死的。

《黄帝内经》中也有"大怒则形气绝，而血菀于上，使人薄厥"。肝失疏泄，肝气在体内到处瞎闯。肝气犯脾，脾失运化，会感到腹胀；肝气犯胃，就会出现呃逆、吃不下东西，严重时甚至还会导致吐血。

有气别憋，最好通过哭宣泄出来

对于性格内向的人，一生气总是爱憋在心里，一个人生闷气。这样肝气得不到宣泄，久之，则会导致肝气郁结。肝损伤，是没有办法补救的，没救只能去破。最好的办法就是哭。把所有的郁结之气通过哭宣泄出来。

从中医五行看，肝木具有生发特征，在志为怒；肺金，在志为悲。金克木，悲克怒。其实，哭也是在"排毒"，哭完之后，心中的郁闷化解了，对身体就不会造成伤害了。当然，哭得太过也不好，悲过会伤肺。

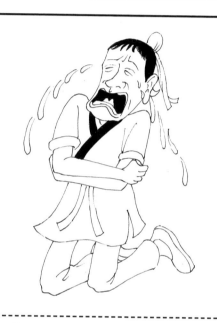

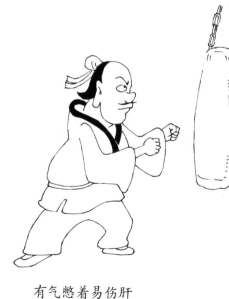

有气憋着易伤肝

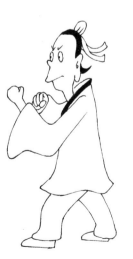

有气宣泄利身心

养肝蔬果大功略

《黄帝内经》中说，养生的最高境界是天人合一。春天万物复苏，自然界的阳气最旺盛，正好可以借天时以养肝。除了睡眠外，还可以借助食物来养肝。

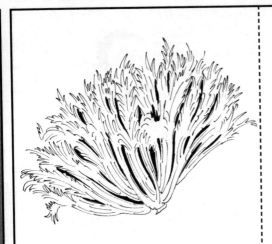

苦菊，又名苦菜、狗牙生菜，有解热、清火、明目等作用。苦菊味略苦，性寒。

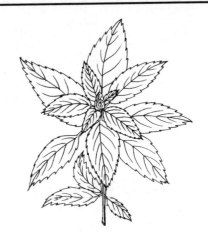

苋菜别名三色苋。味甘，性凉，具有清热、明目、凉血、通利大小肠的作用。

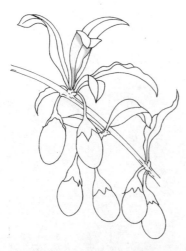

枸杞又名地骨子。味甘，性平。具有补肾益精、养肝明目的功效。

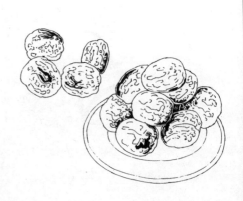

大枣味甘，性温。具有补脾益气、养肝血、安神志的作用。

足厥阴肝经循行线路

起于足趾二节间丛毛的边缘，沿足背上缘行至内踝前一寸，再至踝上八寸，交出于足太阴脾经的后面，上行过膝内侧，沿大腿内侧入阴毛中，左右交叉，环绕阴器，向上抵小腹，挟行于胃的两旁，连属肝脏，络于与本经相表里的胆腑，向上穿过隔膜，散布于胁肋，再沿喉咙后面，绕到面部至喉咙的上窍，连目系，出额部，与督脉相会于头顶的百会。它的一条支脉从目系分出向下行至颊部的里面，再环绕口唇的内侧。又一支脉，从肝别出穿隔膜，注于肺中，与手太阴肺经相接。

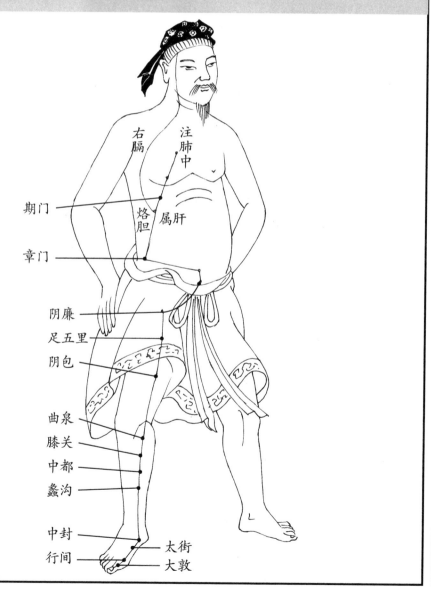

图解大中医漫画丛书

十二时辰养生

足厥阴肝经锻炼有法

足厥阴肝经是调节肝脏功能的主要经络，在日常生活中对它加以调养和锻炼，可以调理情绪，还能活血生精。

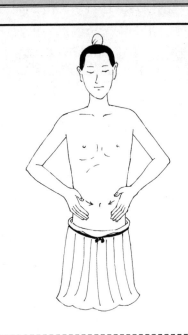

两手做叉腰式，拇指向内扣，指尖按揉穴位。因处于内脏要害部位，动作不要太重，每天1次，每次轻揉3分钟即可。

调五脏六腑：揉章门穴

章门穴是肝经一个非常重要的穴位。章门，章同"障"，有屏障的意思；门即门户。章门就是内脏之门户，体内五脏之气会聚于此。经常揉章门穴，可把肝脏调节顺畅，相应地五脏的功能也就增强了。

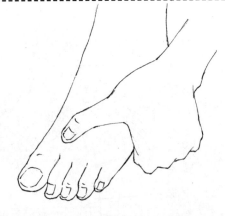

晚上泡完脚，以两手的拇指（或者示指、中指）从太冲穴往前反复推揉至行间穴，力度缓慢有力。

排毒：揉太冲穴

太冲穴堪称是人体第一大要穴。当体内的浊气、浊物需要排出时，要多揉此穴。因为肝的原穴是太冲穴，揉此穴可提高肝的排毒功能。行间穴是肝经上的第二大穴位。这样推揉可以同时刺激两大穴位。有人经常头晕，有气无力，心有余而力不足，其实就是肝的功能弱了，肝为心脏补充的气血不足了。

肝脏的日常保养

要想使肝强健，除了用经络调理外，注意肝脏的日常保养也很重要。

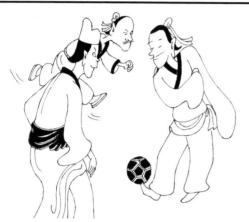

常在户外适当的锻炼可促进气体交换和血液循环，加快新陈代谢，有利于肝气疏通。同时保持心胸舒畅，乐观开朗。任何愤怒、抑郁积滞不疏，久之即易患肝病。

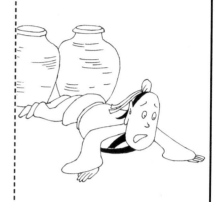

肝脏对酒精的代谢能力是有限的，若超过一定的代谢量，就会对肝脏产生危害。

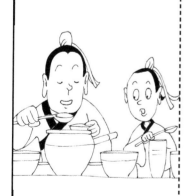

饮食保持平衡。暴饮暴食会影响肝的正常功能。高脂肪饮食可能会造成脂肪肝。

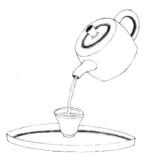

每天定量地补水可增加血液循环，增进肝细胞活力，有利于养肝和废物的排出。

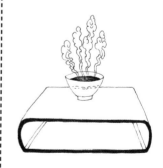

在日常生活中，应尽量避免毒物与身体的接触，慎用或不用损害肝脏的药物。

十二时辰养生

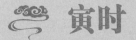

寅时

《黄帝内经》载："肺者，相傅之官，治节出焉。""相傅之官"在古代就相当于宰相，协助心脏这个"君主"调养我们身体。

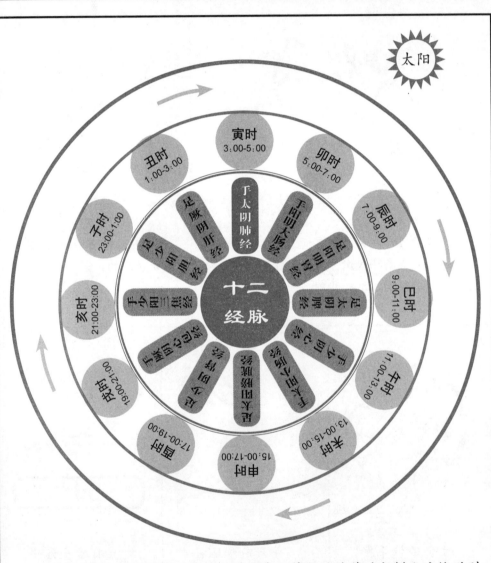

寅时，气血运行到肺，肺经活动旺盛，将肝脏储藏的新鲜血液输送到百脉，为迎接新一天的到来做准备。肺就担负起"均衡天下"的责任，对全身的气血进行重新分配。

肺经当令，人体气机由静变动

寅时又称平旦、黎明、日旦。黑夜与白天交替之际，也是由静转动之时。人体内的气血也是如此。这个过程需要通过深度睡眠来完成。

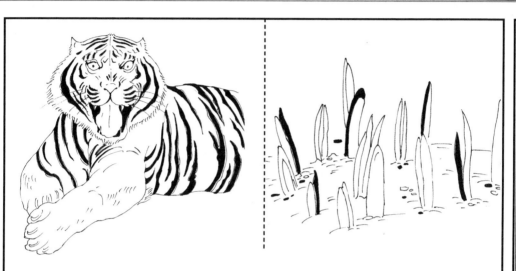

"寅"其形如一头迎面而来的猛虎形貌，威风凛凛，虎视眈眈。在十二生肖中，"寅"字配虎，显示虎的阳刚之气威不可挫。《说文解字》中，"寅"字解释为春之将至，阳气上升，虽上有冻土，却能破土而出。

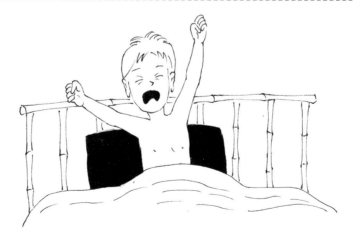

从天来说，一天的开始在寅时。从中医经络上讲，此时肺经当令，也正是人从静变为动的开始。所以说人体的气机也就是从肺经开始。

肺的分工

寅时是阳气的开端，肺经接替肝经工作，人由静转动，需要新鲜的气血，肺担当起重任，均衡全身的气血。

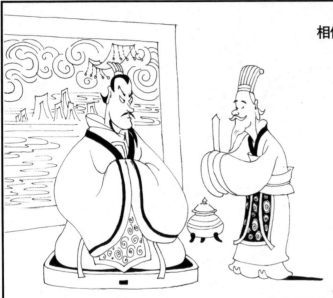

相傅之官，治节出焉

"相傅之官"在古代就相当于宰相，它协助心脏这个"君主"调养我们的身体。

寅时，气血运行到肺，肺经活动旺盛，将肝脏储藏的新鲜血液输送到百脉，为迎接新一天的到来做准备。肺就担负起"均衡天下"的责任，对全身的气血进行重新分配。

相傅之官，能朝百脉

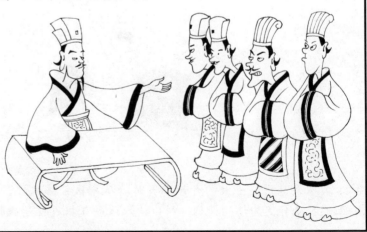

宣发和肃降

　　通过肺的"宣发"和"肃降"，人体气血得到了重新分配，人体各器官的功能才能正常。一旦宣发和肃降出现问题，将会产生身体的不适。

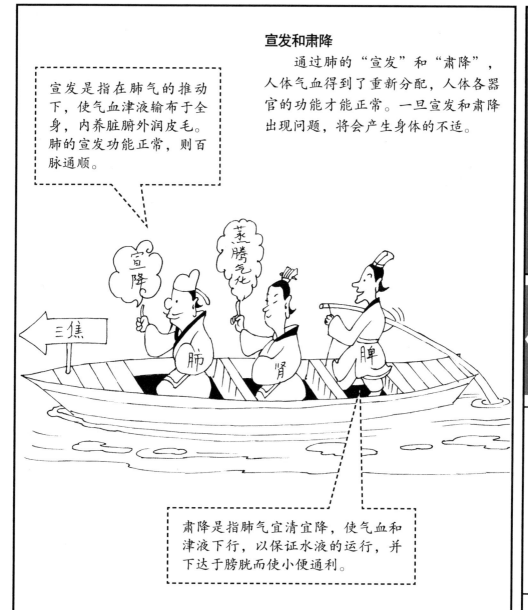

宣发是指在肺气的推动下，使气血津液输布于全身，内养脏腑外润皮毛。肺的宣发功能正常，则百脉通顺。

肃降是指肺气宜清宜降，使气血和津液下行，以保证水液的运行，并下达于膀胱而使小便通利。

阴转阳时，气血虚弱，深度睡眠，重新分配

　　当肺调配全身气血时，一定要让身体进入一个熟睡状态。只有身体进入休眠时，肺才能均衡地分配气血。所以，要使肺能合理地分配气血，人不仅要睡，而且要熟睡。只有进入深度的睡眠状态，人体的各个器官才会休息。如果处于浅睡眠症状，对肺伤害最大。

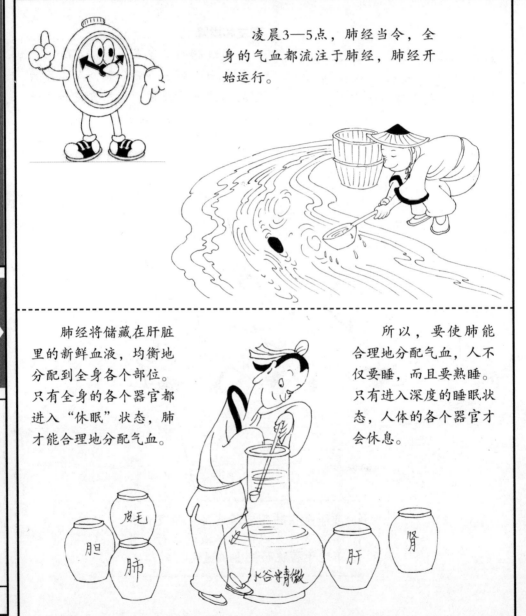

凌晨3—5点，肺经当令，全身的气血都流注于肺经，肺经开始运行。

肺经将储藏在肝脏里的新鲜血液，均衡地分配到全身各个部位。只有全身的各个器官都进入"休眠"状态，肺才能合理地分配气血。

所以，要使肺能合理地分配气血，人不仅要睡，而且要熟睡。只有进入深度的睡眠状态，人体的各个器官才会休息。

胆　皮毛　肺　水谷之精微　肝　肾

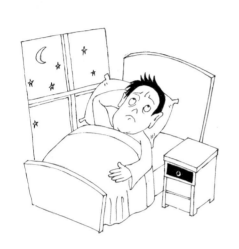

彻夜难眠：翻来覆去，长时间睡不着。

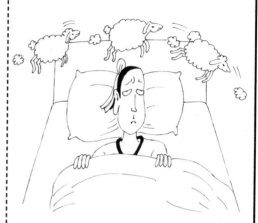

半夜醒来：半夜醒后不容易再次进入睡眠状态。

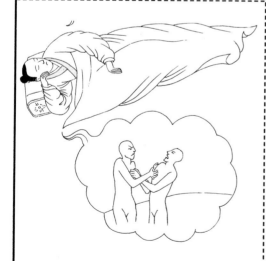

晚上经常做梦：醒来后能够记得梦里的内容。

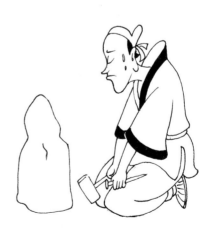

精神不济：白天无精打采，郁郁寡欢，做事效率不高。

寅时睡眠中断，练气补血为主

　　如果出现睡眠中断，则多为气血不足导致的肺阳虚，或肺阴虚，如此，肺就起不到宣发和肃降的功能。而练气是最好的补血方法。

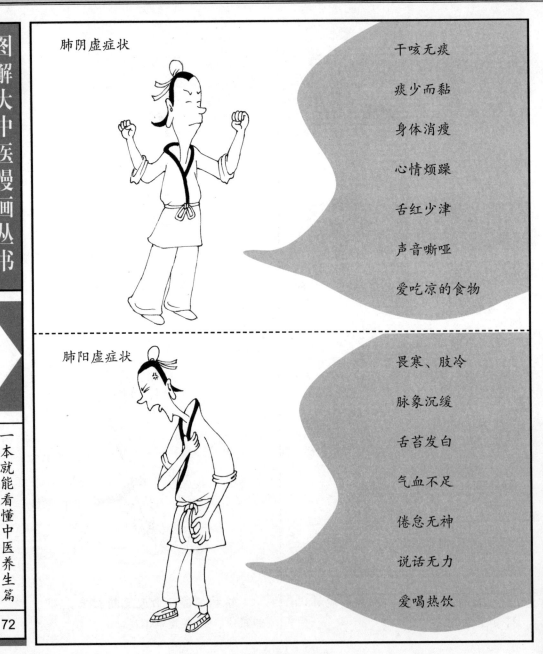

肺阴虚症状

干咳无痰

痰少而黏

身体消瘦

心情烦躁

舌红少津

声音嘶哑

爱吃凉的食物

肺阳虚症状

畏寒、肢冷

脉象沉缓

舌苔发白

气血不足

倦怠无神

说话无力

爱喝热饮

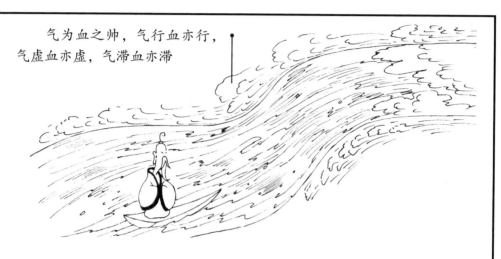

气为血之帅，气行血亦行，
气虚血亦虚，气滞血亦滞

寅时醒来，则表明肺气不足、气血虚。"气为血之帅"，气行血亦行，气虚血亦虚，气滞血亦滞。肺气不足，血也就失去了前进的动力，很难到达全身各处。气血养神，缺乏气血的滋养，心神就会不安，造成失眠或过早醒来。

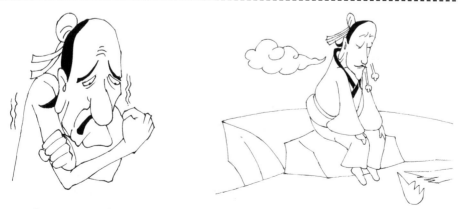

还有，就是本身气和血都比较虚，比如老人、体质虚弱的人，肺在进行气血分配时，就会力不从心。气血不够用，心神得不到滋养，也会出现失眠。

寅时失眠练练气

寅时，睡不着也没关系，我们可以在这个时间段来练练气。

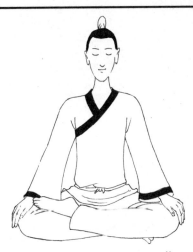

面南盘腿而坐，双手握拳置于弯曲的膝盖上，双目微闭。用舌头在口腔中上下搅动，并舔揉牙齿牙床内外，以刺激唾液的产生。

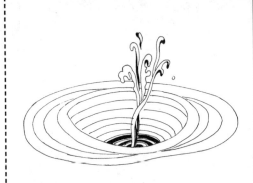

当唾液盈口，徐徐咽下。古人把唾液称为"金浆""玉液""人参果"。在中医里，唾液又称为"津"，有"津血同源"的说法。

气血亏，津液就会不足；津液损耗过多，气血也会出现亏损。气血足了，阴阳平衡了，不仅睡眠好，疾病也会无影无踪了。

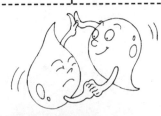

因津和液是可相互转化的，故津和液常同时并称。

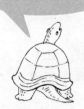

津和液形如一人，真像患难兄弟！

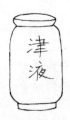

津液

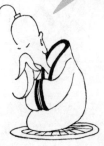

心脏功能不好者，寅时赖床即是养生

锻炼要有时有节，不能随心而动。尤其是心脏功能不好者，早起锻炼有百害而无一利。但是，可以躺在床上锻炼，这样也能达到养生的目的。

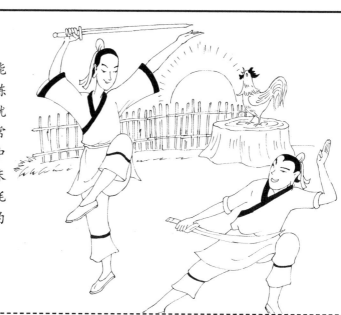

不是每个人都能够闻鸡起舞。古时，练舞者听到鸡叫第一遍就起来练舞，形容人非常吃苦，勤奋。但是从中医来讲，鸡鸣时就起床运动，阳气过早地消耗掉了，会影响肺功能的发挥。

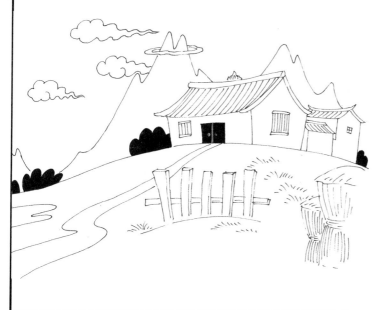

清晨正好是人体阳气生发的时候，静静的休息可以避免人体生发阳气受到干扰。如果过早起床锻炼，反而会使阳气过早地消耗掉，对人体健康极为不利。

体质虚弱者，寅时静卧可养阳

对于老年人或是体质虚弱者，因体内气血不足，寅时醒来无法安心养神时，此时清晨阳气初升，静卧在床可以养阳，使神志安定。除此，还可以在床上做一些小运动。

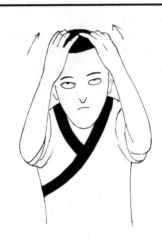

干梳头。张开手指做梳状，由前向后梳理头发，既可以促进头部气血的循环。

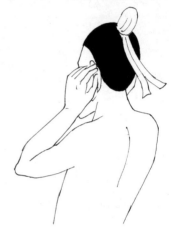

轻揉耳轮。用手轻揉双耳轮，至发热时为止。耳部布满全身的穴位，可促进耳部气血循环。

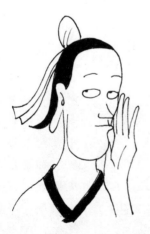

转眼睛。双眼做顺时针、逆时针转动约1分钟，可锻炼眼肌，使双目明亮有神。

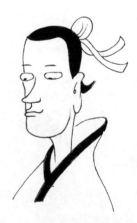

叩齿。凝神静心，口唇紧闭，上下齿有节律地互相轻叩，大约叩100下，可起到固齿生津的效果。

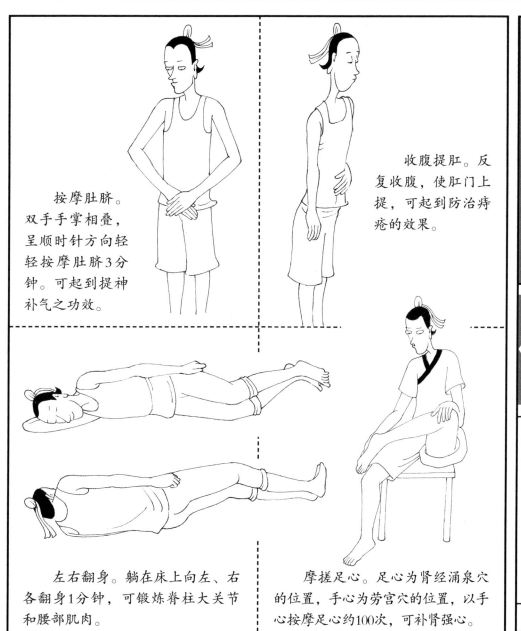

按摩肚脐。双手手掌相叠，呈顺时针方向轻轻按摩肚脐3分钟。可起到提神补气之功效。

收腹提肛。反复收腹，使肛门上提，可起到防治痔疮的效果。

左右翻身。躺在床上向左、右各翻身1分钟，可锻炼脊柱大关节和腰部肌肉。

摩搓足心。足心为肾经涌泉穴的位置，手心为劳宫穴的位置，以手心按摩足心约100次，可补肾强心。

寅时如夏，不能图一时凉快

炎热的夏季，很多人为了内心凉快，睡个安稳觉，要不晚上把门窗全部打开，要不用凉水浇身，或者饮冰冷的食物，殊不然，这些做法都会对肺造成更大的伤害。

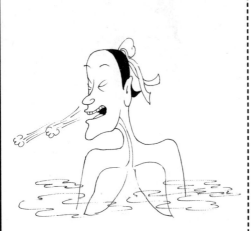

肺叶一向很娇嫩，肺脏受损，则肺失肃降，肺气上逆就易导致咳嗽。

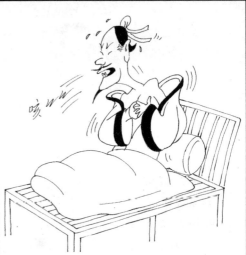

咳嗽时间过久，痰就会多，如此会导致肺气虚。

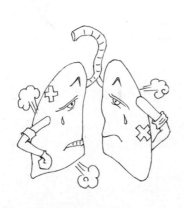

肺出现毛病，毫无疑问也会殃及脾、肾、心等器官，正所谓是"百病丛生"。

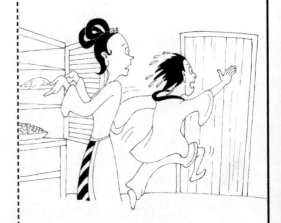

另外，夏天体内偏寒，阳气都在皮毛上，而天气太热，不少人喜食冷饮。寒邪从体内影响肺的功能。

天开于子，地辟于丑，人生于寅

"天开于子，地辟于丑，人生于寅"，这虽是道家的思想，但是其中却藏着许多的天地万物运化的原理。天、地、人是相应相生的，要顺应天地的变化，才能做到"天人合一"。

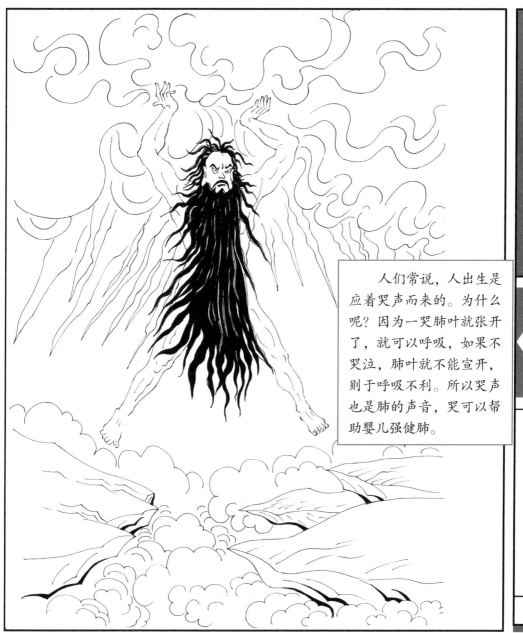

人们常说，人出生是应着哭声而来的。为什么呢？因为一哭肺叶就张开了，就可以呼吸，如果不哭泣，肺叶就不能宣开，则于呼吸不利。所以哭声也是肺的声音，哭可以帮助婴儿强健肺。

秋燥伤肺

　　肺气与秋气相通，秋天肺气旺盛，其制约和收敛的功效最强。入秋后，人体的气血行运行衰落，则要顺应秋天而收敛。

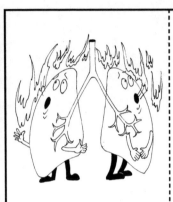

秋气干燥，肺气过盛

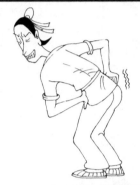

面色枯槁，胸背和四肢都会疼痛

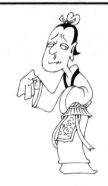

引发上呼吸道感染、鼻塞和打喷嚏等症状

　　如果肺气不收，肺就会受到干燥气候的伤害，易患肺热病。肺气过盛，面色枯槁，胸背和四肢都会疼痛，易引发上呼吸道感染、鼻塞和打喷嚏等症状，严重时会导致慢性哮喘和肺气肿。

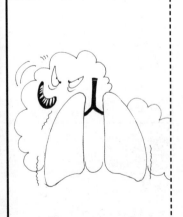

肺阴气重而阳气弱

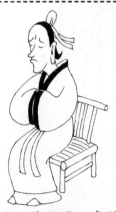

人体黝黑、虚弱、怕冷，常感疲惫

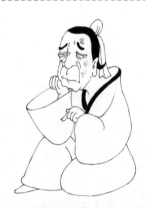

情绪上表现为忧伤、悲愁，易扰乱精神

　　如果肺阴气重而阳气弱，就会变得黝黑、虚弱、怕冷，常感到疲惫，在情绪上表现为忧伤、悲愁，易扰乱精神。这就是"秋燥伤肺"的原因。

	肺	宜 忌
四时	秋	秋天容易肺燥，但也是养肺的最好时机。人们应该早睡早起，同时注意收敛神气，保持肺气通畅
五行	金	金的特点为干燥，这与肺脏有相似之处。肺主管人体中的干燥功能，它通过呼吸和调节皮毛将体内大量的水分排出体外，使水分转化为蒸气挥发。这种办法和大自然中将水分蒸发的方式雷同
五味	辛	辛味的食物有发汗、理气、调理气血、疏通经络的作用，经常食用，可预防风寒感冒，如生姜、胡椒、辣椒、葱、蒜、韭菜、花椒等
五色	白	白色食物具有补气、滋阴、养肺的作用，如银耳、百合、白萝卜等
五体	皮毛	肺有宣发的功能。人体的皮毛需要肺气来滋养。肺气宣发使卫气和血气输布全身，以温养皮毛，使得皮毛润泽光亮。皮毛健康无恙便能发挥保卫身体、抵御外邪侵袭的屏障作用
五志	忧	人在悲伤忧愁时，可导致肺气抑郁，耗散气阴，出现感冒、咳嗽等症状。中医认为，肺主皮毛，过度的忧伤还容易产生皮肤病，如荨麻疹、斑秃、牛皮癣等。所以养肺要注意放松身心，保持豁达开朗的心态
五谷	黍	肺合于黍。黄黍，北方称为黄米，煮熟后有黏性，可以酿酒、做糕等。黄米营养价值很高，具有滋阴利肺的功效

白色食品利养肺

秋天肺气最旺，肺功能最强，此时养肺便是借天以养之，会起到事半功倍的效果。肺脏对应白色，宜多吃白色食物有助于润肺。

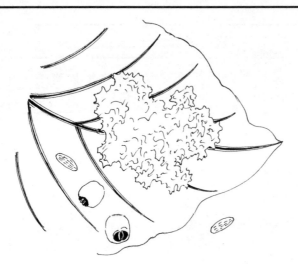

功效：润肺，补肺，滋阴。

做法：先将银耳用冷水泡开。将大枣洗净，去掉核，与银耳一起放到锅中。加适量的水，小火煮熟再加入冰糖即可。

银耳为"菌中之冠"，对老年慢性支气管炎、肺源性心脏病疗效显著。为保肝润肺，秋季养肺的首选之品。

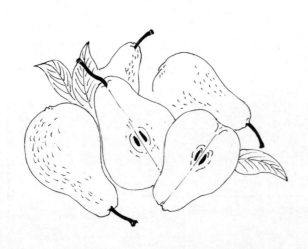

功效：止咳润肺，清热平喘。患咳嗽和气管炎者常食用，症状很快能改善。

做法：将梨去掉皮和核，切块。川贝母洗净，与切好的梨一起放入锅中，加适量的水和冰糖，煮15分钟即可。

梨鲜嫩多汁，酸甜可口，具有生津止渴、滋阴润肺之功效。其性凉，能清热解暑，常吃可降血压，对于喉咙疾病，咳嗽疗效甚好。

手太阴肺经循行线路

起始于中焦胃脘部，向下行，联属于与本经相表里的脏腑——大肠，然后自大肠返回，循行环绕胃的上口，向上穿过横膈，联属于本经所属的脏腑——肺脏，再从气管横走，由腋窝部出于体表，沿着上臂的内侧，在手少阴心经与手厥阴心包经的前面下行，至肘部内侧，再沿着前臂内侧，桡骨的下缘，入寸口动脉处，前行至鱼际部，沿手鱼际部边缘，出拇指桡侧端。另一条支脉，从手腕后方分出，沿掌背侧走向示指桡侧直行至示指的前端，与手阳明大肠经相接。

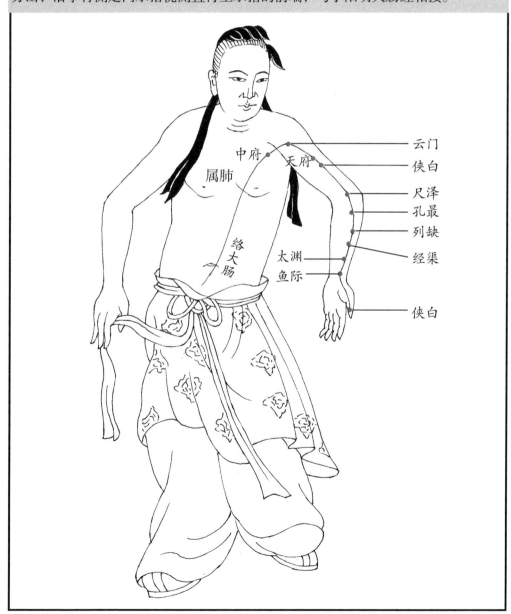

中府　天府　云门

属肺　　　　　侠白

络大肠　　　尺泽

　　　　　　孔最

太渊　　　　列缺

鱼际　　　　经渠

　　　　　　侠白

图解大中医漫画丛书

十二时辰养生

肺金锻炼有法

手太阴肺经是调节肺脏最主要的经络，经常按摩肺经上的一些穴位，可以防治各种各样的病痛。

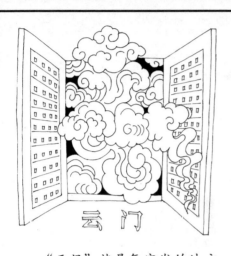

云门

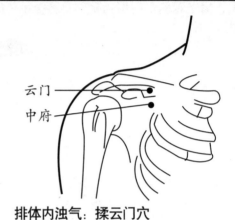

排体内浊气：揉云门穴

"云门"就是气宣发的地方，爱生气的人，气就会憋在那里，宣发不出去，于是循着肺经走到四肢，就会感到四肢烦热、心里堵闷、掌心发热。这时揉云门穴，就会打嗝，气也就出去了。

调治中气不足、心绞痛、咳喘：揉中府穴

中府穴在云门穴下边1寸处。如果经常觉得气不够使，喘不上气来，或者是大便时无力，吃点儿东西就胀气，这是脾肺之气不足。同时出现咳嗽、哮喘、堵闷、上气不接下气等症状，此时就要多揉中府穴。

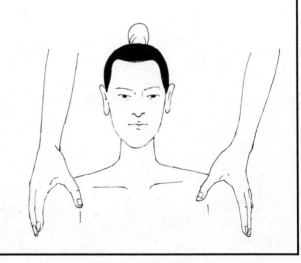

治疗肺气不足：揉侠白穴

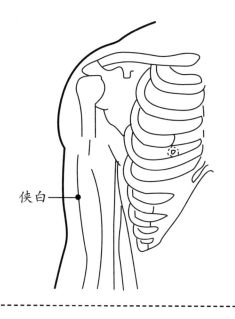

"侠"挟也，指穴位的功能作用。"白"是白色，肺之色。侠白意义就是指肺经气血在此分清降浊。心跳过速，经常感到恐惧，肋间神经痛都可以常揉此穴。侠白穴位于肺经通过的大臂上，靠近肘内部。

侠白

调节身体虚实，补肾：揉尺泽穴

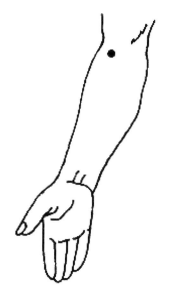

《黄帝内经》认为肺属金，肾属水，金生水。肺气足了能补肾，所以，常揉这个穴可补肾。人老有火，想吃凉的，而两脚却很冰，就是火气走到上边去了，形成上实下虚之证，多揉尺泽穴就可以把火转化到肾经里。因为"火"也是人体内的一种能量，是气血制造出来的，不能一味地泻。

十二时辰养生

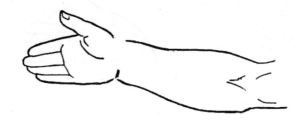

治疗感冒引起的嗓子痛、发烧不出汗、痔疮：揉孔最穴

　　孔最穴位于肘横纹，尺泽穴下5寸处。身体里所有与毛孔有关的问题它都可以管。嗓子痛时揉两三分钟疼痛就能减轻或者消失。

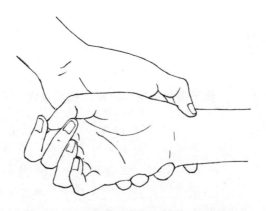

治疗偏头痛、落枕、前列腺疾病、小孩尿床：按揉列缺穴

　　此穴为人体四总穴之一，善治头颈部的诸多病症。按揉此穴时，先把两手拇指的指甲剪平，一手从小指方向抓住另一手的手腕，其他四指扣住手腕背部，然后用拇指指尖去按揉列缺穴，两手交换着来，每侧3分钟即可。

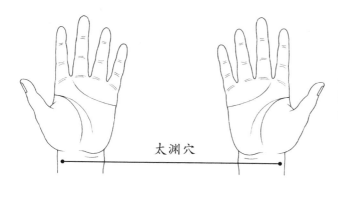

太渊穴善治"心病"，如心痛、心悸、心律失常等症

太渊穴

太渊穴位于腕横纹上，靠拇指一侧。其功能就是理气补气和调心率。有些人老爱咳嗽，喘气很费劲；有些人走几步路，爬会儿山，甚至稍微一动就满头大汗；有的人觉得憋气、烦闷、胸部胀满，这些症状都可以用这个穴位来补气理气。太渊为八会穴中的脉会，是全身血脉的交会之地。而心主血脉，所以此穴还善治"心病"。

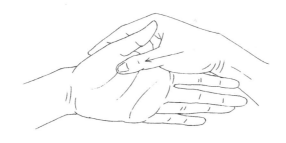

心里有火、夜间咳嗽、烦热睡不着、小儿肠胃不好：揉鱼际穴

鱼际穴处肌肉较厚，所以刺激穴位时要稍用力。以拇指指腹用力推揉鱼际穴3分钟。可以治疗咳嗽、咽喉痛、嗓子哑、发热、头痛等，也可预防乳腺炎、呼吸时胸背痛、手指肿及胳膊痛等。

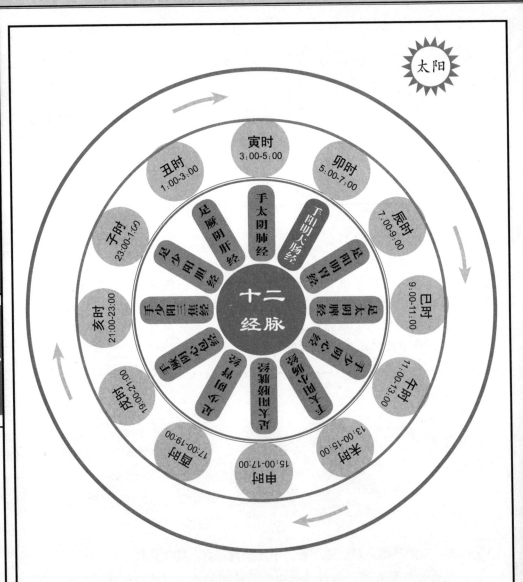

"传导之官"是掌管运输的。大肠是专门运输我们体内的糟粕，将人体内的垃圾清理出去。大肠除了"传化糟粕"外，还有"主津"的功效。

卯时，朝阳初升，大肠经当令，专职运输

卯时又称日出、破晓、旭日。夜昼断然分开，天空开始放亮，太阳冉冉升起，迎接朝阳，打开家门，把积累的垃圾毒素排出去。我们的身体也是如此，正常排泄，开始崭新的一天。

在古诗文中，"日出"这个词使用率极高。最初在《诗经》中"日出有曜，羔裘如膏""吾日出而作，日入而息"等。"日出"是指太阳升出地平线之时，就是每天早晨5—7点。

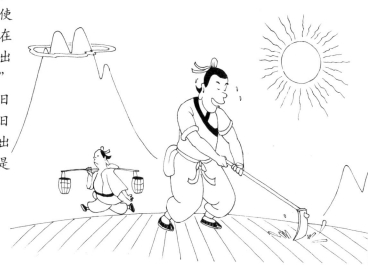

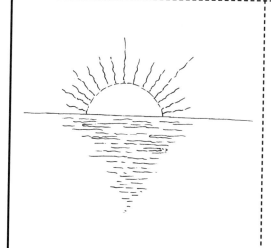

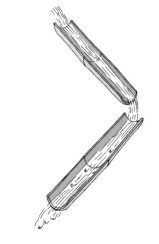

天门开了，那地户也要开。地户指的就是肛门。地户开就是要排泄所积存的垃圾。此时大肠经当令。

十二时辰养生

卯时如兔，大肠经与兔习性相仿

大肠经与十二生肖里的兔相对应，兔子胆很小，平常动作很缓慢，遇到惊吓时动作极快；天暖的时候外表呈灰色，天冷变成白色；兔子不停地啃食东西；兔子还爱干净，不喜欢泥泞。而这也正是大肠的特点。

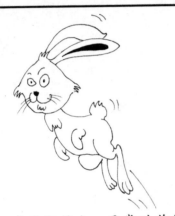

兔子胆很小，平常动作很缓慢，遇到惊吓时动作极快。

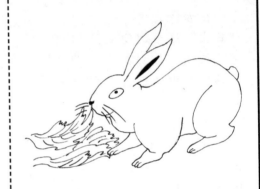

兔子不停地啃食东西；兔子还爱干净，不喜欢泥泞。

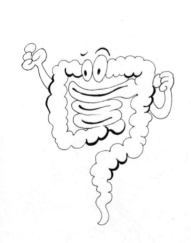

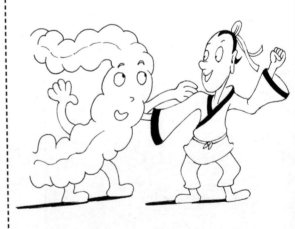

大肠喜燥而恶湿

大肠随阳多少而变化，阳火盛就燥，反之湿气就盛一些；大肠喜燥而恶湿。"白天拉硬屎"，说的是兔子，也是大肠。白天阳多阴少，以阳的运化功能为主，阳明燥火旺一些，津得过度，大便就会干；晚上阴多阳少，以阴的收敛吸收的功能为主，阳明燥火不足，津得不够，大便就偏稀。

大肠的分工：监仓之官、传导之府

《黄帝内经》："大肠者，传导之官，变化出焉。""传导之官"是掌管运输的。当食物摄入体内后，小肠将其进行消化并升清降浊，营养物质经过脾的运化而布散全身，供养脏腑；残渣则下降到大肠。大肠再将残渣中的部分水液吸收。这样经过燥化后的糟粕便成为大便，通过地户（也就是肛门），将其排出体外。所以，古代大肠又有"监仓之官"和"传导之府"之称。

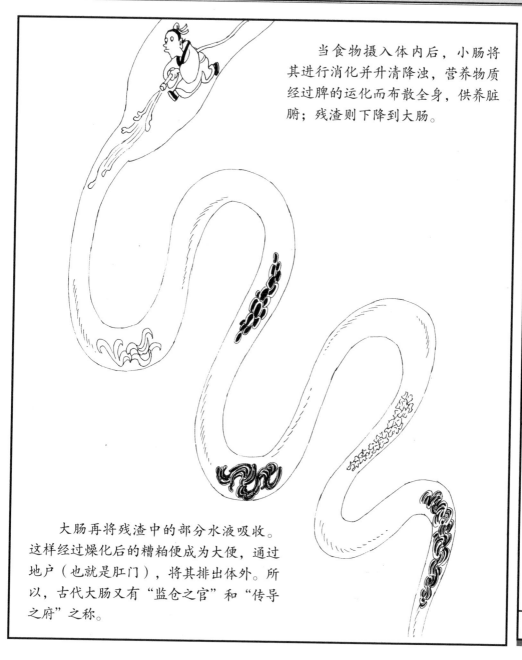

当食物摄入体内后，小肠将其进行消化并升清降浊，营养物质经过脾的运化而布散全身，供养脏腑；残渣则下降到大肠。

大肠再将残渣中的部分水液吸收。这样经过燥化后的糟粕便成为大便，通过地户（也就是肛门），将其排出体外。所以，古代大肠又有"监仓之官"和"传导之府"之称。

大肠的分工：主津

大肠除了"传化糟粕"外，还有"主津"的功效。大肠是人体内最后一道关卡，吸收小肠下注的食物残渣和剩余水分中的水液，最后将残渣变为粪便排出。大肠吸收的是津液中微少部分，所以称为"津"。津液维持着肠道的水液平衡，相当于肠道的润滑剂。

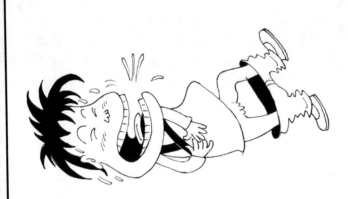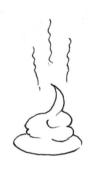

肠道津液正常，人才能正常排便。如果大肠有热，"津"的能力过强，大肠内本应留存的液体也会被吸收，肠道缺少津液的润滑就会干涩，从而造成排便困难。

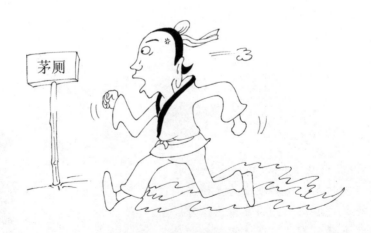

相反，如果"津"的功能过弱，肠道内残留的水液过多，人就会拉肚子。

一杯温水，一天的开始，洗肠排毒

解决便秘，从一杯水开始。早晨空腹喝一杯水，有生清降火的功能，能促进身体清理垃圾，保持一天的清爽。《黄帝内经》认为："大肠者，传导之官，变化出焉。""传"传递之意，"导"为疏通。意思是专门负责传递和疏通，把身体里凝聚的糟粕排出去。为了配合大肠经的工作，我们必须按时排便，排出糟粕。

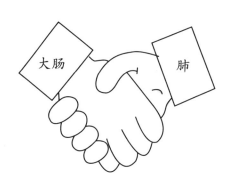

中医认为，大肠与肺互为表里。

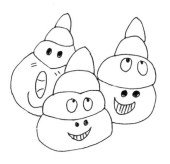

当排便不通畅的时候，常憋着一口气在使劲。如果大便细或者有其他问题，实际是"气"出了问题。这个气就是肺气。

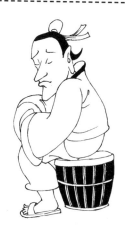

提起便秘，大家一般都把它和排毒的概念放在一起，其实便秘的真正危险在于它有可能造成心脏病的突发。所以中医问诊非常强调问大小便，实际上是在问心肺的功能。

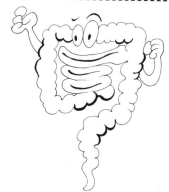

大肠经出了毛病，自然会连累肺。肺主皮毛，表现在脸上就会冒出许多小痘痘，面色也会变得黯淡无光。所以要照顾好大肠经。即每天在大肠经最活跃的时候，按时排便。

图解大中医漫画丛书

十二时辰养生

解决晨泻，要补脾肾

肾虚、阳气不足是造成五更泄的根本原因，护好大肠经，远离腹泻，一定要先从调理脾肾开始。

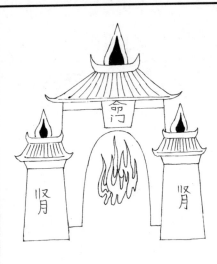

肾脏命门火衰，阳气不足

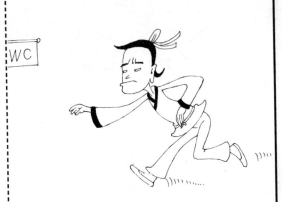

大肠经不能提升，脾胃失健运，从而导致五更泄。

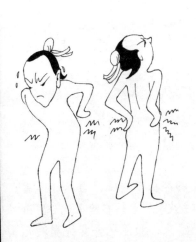

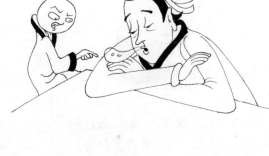

继而会出现手脚冰冷、腰膝酸软、神疲乏力等一系列症状。

脾肾阳不足，易导致五更泄

《灵枢》："阳气不足，阴气有余，则寒中肠鸣腹痛。阴阳俱有余，若俱不足，则有寒有热，皆调于足三里。"可见，常刺激足三里可起到固肾益精、温脾助阳、益寿延年的功效。除按摩足三里外，还可采用食疗的方法，多食一些温热的食物。

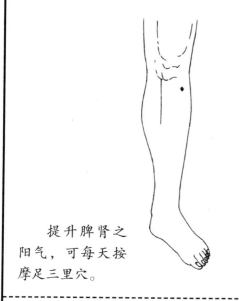

提升脾肾之阳气，可每天按摩足三里穴。

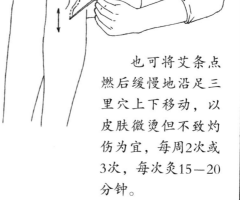

也可将艾条点燃后缓慢地沿足三里穴上下移动，以皮肤微烫但不致灼伤为宜，每周2次或3次，每次灸15—20分钟。

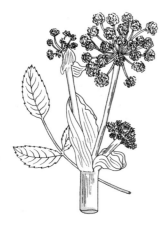

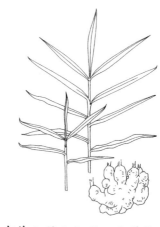

当归羊肉汤。《金匮要略》记载，当归有养血补血之效；生姜能温中散寒，发汗解表；羊肉性温，可温中补虚，对气血亏损、阳气不足者有很好的补益效果。但是对平常爱上火，或正在感冒发热、咽喉疼痛的人却不适宜。

肠道问题易影响人的情绪

从医学上讲，由于夏季气温高，人容易急躁，人的自主神经系统容易出现紊乱。自主神经主管人的消化系统和内分泌系统，它受中枢神经支配，同时也受人的情绪影响。情绪变化大，自主神经系统出故障，消化吸收就会受影响，肠道也会跟着出现问题。不少人还会出现失眠、多梦的现象。

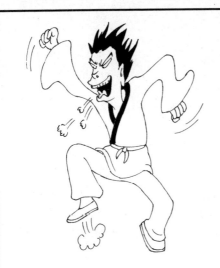

一个人经常情绪压抑或烦躁，则会导致人的自主神经系统紊乱。

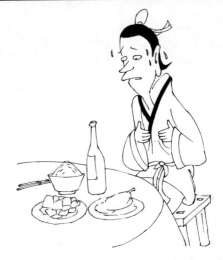

自主神经系统紊乱，则会导致食欲下降，消化不良。

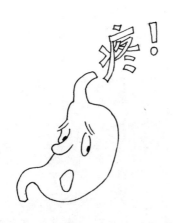

出现消化不良，则肠道也会跟着出问题，从而使内分泌紊乱。

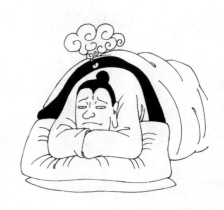

部分人还会出现失眠、多梦的现象。

饭不吃好，容易得肠道疾病

俗话说"病从口入"，不单我们要吃得卫生健康，还要注意平衡膳食，注意精细搭配、充分咀嚼。平时主食和副食比例失调，吃饭速度太快，也能导致很多肠道疾病，如大肠癌、直肠癌等。

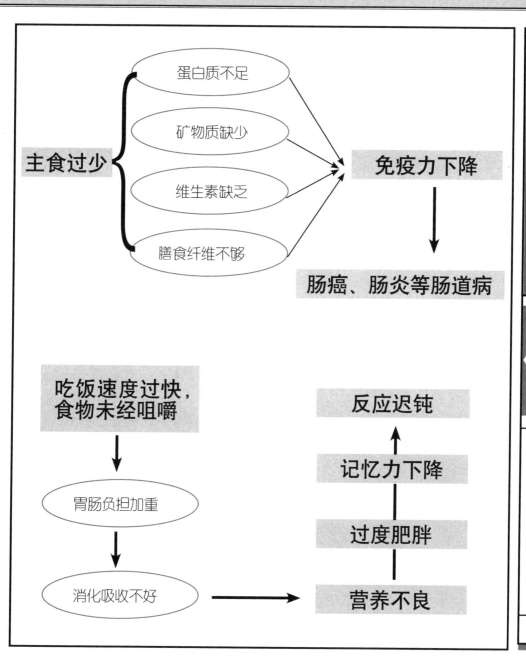

大肠有问题，易引发痔疮

大肠出现问题，往往容易导致便秘，而便秘也会滋生很多的健康隐患，痔疮就是其中之一。便秘的人排便困难，不断地用力，肛门部位承受的压力大，肛门处的血管中就会积存大量血块，出现静脉瘤，即痔疮。

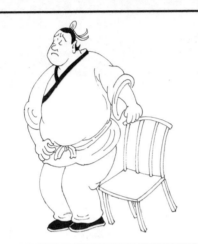

由于肛门部神经丰富，感觉敏锐，受刺激后易发生轻度疼痛或剧烈疼痛，如表现为刺痛、胀痛，灼痛、坠痛等，可发生在便时或便后。

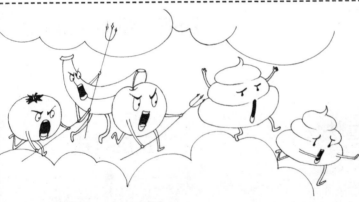

少喝酒、少吃辛辣刺激食物、平时注意多喝水、多吃蔬菜、水果，多运动，以保持大便通畅并养成良好的排便习惯。

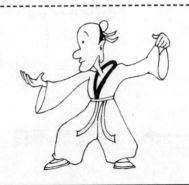

心情舒畅别郁闷，大便通顺别秘结。适当运动，注意改变体位，这也是防止痔疮复发的重要方法。

对痔疮有预防作用的食物推荐

饮食是预防痔疮、减轻症状、减少复发的重要因素，所以我们平时在饮食上也要多加注意。便秘的人容易得痔疮，平时多吃些润肠通便的食物，因为富含纤维素的食品，可以促进肠胃蠕动，润肠通便。

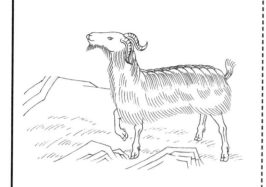

猪、羊等动物大肠。中医认为，可以肠补肠。经现代科学研究证明，食用动物的大肠，有止血、止痛、消肿的良好作用。

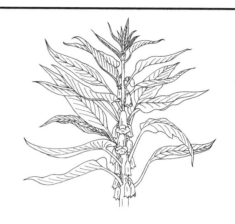

黑芝麻。对于患痔疮兼有便秘者，长期服用，具有润肠通便，减轻痔疮出血、脱出的作用。

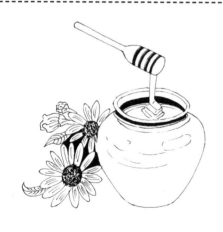

蜂蜜。对患痔疮者可起到补益和润肠通便的作用。

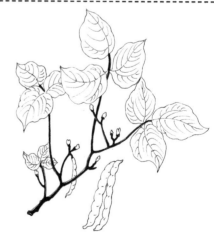

赤小豆与当归合煎，可治疗痔疮便血、肿痛。单独一味或与大米同煎成粥是防治痔疮的优良食品。

图解大中医漫画丛书

十二时辰养生

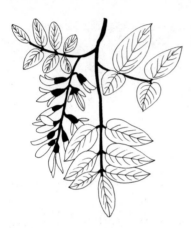

新鲜槐花可以做凉菜、包饺子，具有凉血、止血消痔的功效。亦可代茶饮。

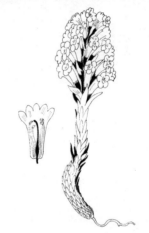

肉苁蓉。与可用于老人病久体虚者和产妇便秘、痔疮脱出、出血等，具有补肾壮阳、润肠通便的功效。

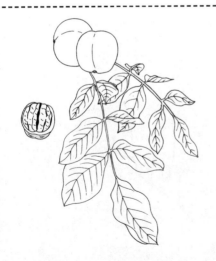

核桃仁，可润肠通便补虚，减轻痔疮脱出、便血症状。

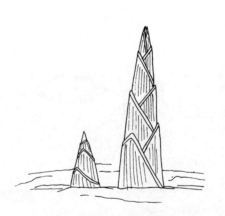

竹笋内含丰富的纤维素，患痔疮者服用，具有润肠通便的功效。

手阳明大肠经循行线路

　　起于示指桡侧端（商阳穴），循示指内侧向上，出合谷两骨（第1、第2掌骨）之间，上入两筋之中，循前臂上行，至肘外侧，上至肩，出肩髃骨前缘，上出于柱骨，下入缺盆，联络肺脏，向下能通过横膈，属大肠。其支脉，从缺盆向上至颈部再贯通面颊，进入下齿根处，回绕至上唇，交叉于人中，左脉向右，右脉向左，至鼻孔两侧（迎香穴），与足阳明胃经相连。

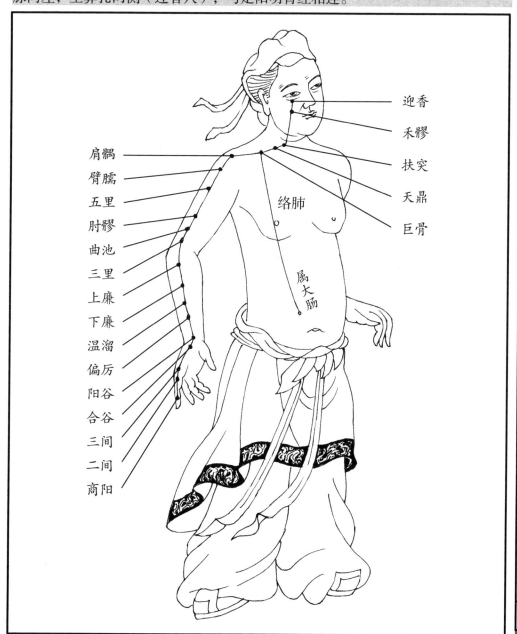

迎香
禾髎
扶突
天鼎
巨骨

络肺

属大肠

肩髃
臂臑
五里
肘髎
曲池
三里
上廉
下廉
温溜
偏厉
阳谷
合谷
三间
二间
商阳

手阳明大肠经锻炼有法

手阳明大肠经简称大肠经，起于商阳穴，止于迎香穴，左右各21穴，连接了口、牙齿、鼻、肺、大肠、上肢等部位。平常可以通过拍打大肠经和掐揉谷合穴来锻炼大肠经。经常拍打大肠经可以治疗牙痛、咽喉肿痛、上肢麻木、腹痛肠鸣、便秘腹泻等病症。

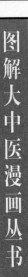
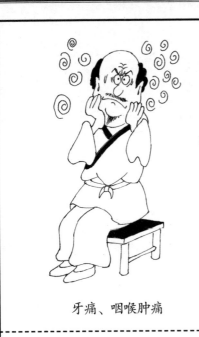

牙痛、咽喉肿痛

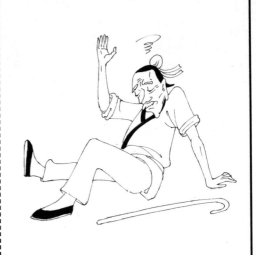

上肢麻木

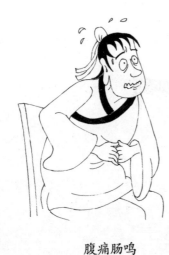

腹痛肠鸣

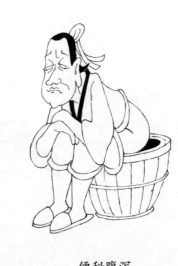

便秘腹泻

拍打大肠经：右手握空心拳，从手腕开始往上拍打，经肘部到肩。然后换左手拍打右臂。左右各6分钟。拍打手法不能太重。每天坚持1次，可保持大肠经气血旺盛，肠道畅通。

经常拍打大肠经可以治疗牙痛、咽喉肿痛、上肢麻木、腹痛肠鸣、便秘腹泻等病症。

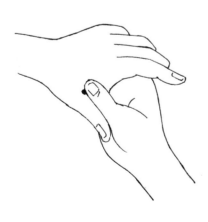

经常按摩合谷穴，可以使合谷穴所属的大肠经脉循行之处的组织和器官的疾病减轻或消除。按摩时，两手可交替按摩，以拇指屈曲垂直按在合谷穴上，做一紧一松的按压，频率为每2秒钟1次，即每分钟30次左右。

按揉合谷穴可有效缓解和治疗头痛、发热、口干、鼻出血、脖子肿、咽喉病、便秘、腹泻、呕吐等病症。

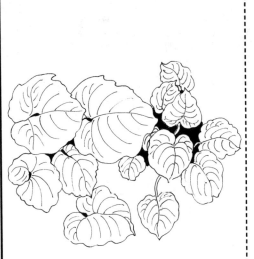

蔡菜粥：清热润肠，凉血解毒。

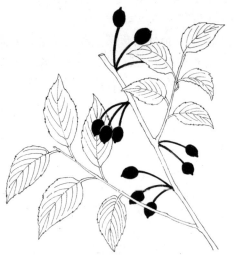

郁李仁粥：可润肠通便，利水消肿。

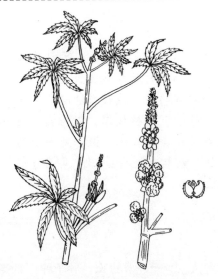

麻子仁粥：润肠通便，滋养补虚。

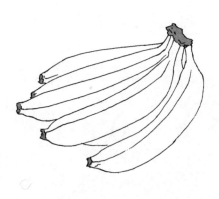

香蕉粥：清热润肠，润肺止咳。

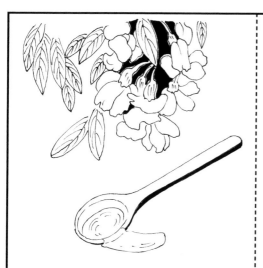

蜂蜜粥：补中缓急，润肺止咳，润肠通便。

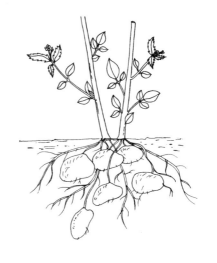

土豆粥：益气健脾，解毒通便。

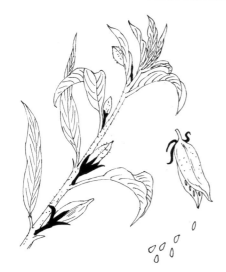

芝麻粥：润肠通便，滋养补虚。

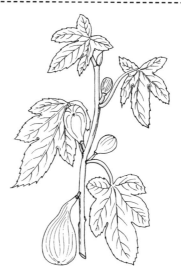

无花果蜜糖粥：清热润肠，解毒通便。

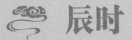

辰时

足阳明胃经当令

辰时，天地阳气最旺，胃经当经，脾胃活动最强。经过了一夜的消耗，必须要补充营养。

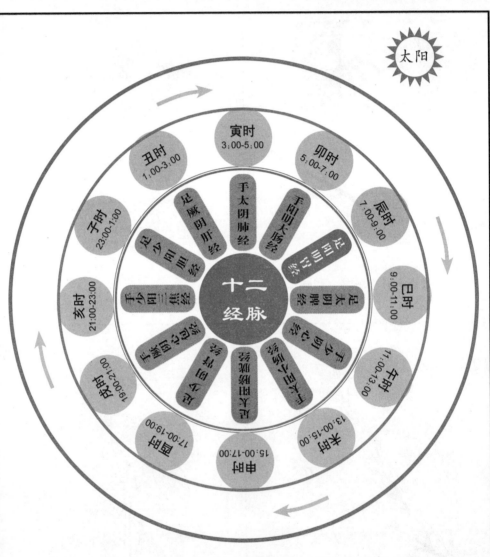

辰时，胃经当令，食物经胃的吸收和消化，很快就能转化成人体所需的能量了。

阳气极盛，胃经当令，及时补充

辰时又称食时、早时。顾名思义，是吃早饭的时间，是天地阳气最旺、脾胃活动最强之时。经过了一夜的消耗，必须要补充营养。所以早饭一定要吃饱，并且要营养均衡。

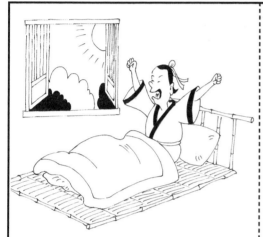

辰时，指早上7—9点。此时太阳已经升起来了，温暖的阳光照射着大地，人感觉特别舒服。

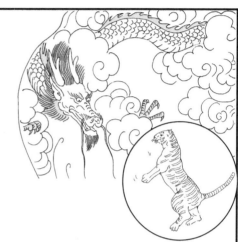

辰时与龙对应，"生龙活虎""龙腾虎跃"都是形容龙的。将它与辰时对应，说明此时人应当很活跃。

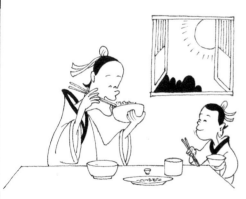

但是经过一夜的消耗，胃里的食物早已消化殆尽，正在唱着"空城计"，无法生动起来。所以当务之急就是吃东西，补充能量。

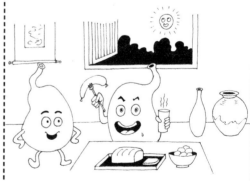

辰时胃经当令，食物经胃的吸收和消化，很快就能转化成人体所需的能量了。这就是人吃完早饭后，会立刻感觉精神抖擞了。

人以胃气为本

　　《黄帝内经》认为："人以胃气为本。"《素问·五脏别论篇》指出："胃者，水谷之海，六腑之大源也。"此意表明：胃是储存饮食的器官，称"水谷之海"，是生成营养物质供给五脏六腑活动的源泉，是人赖以生存的根本。胃气上逆的表现为：干呕、打嗝、胃灼热；牙龈肿痛；腹胀；脸上长痘等。

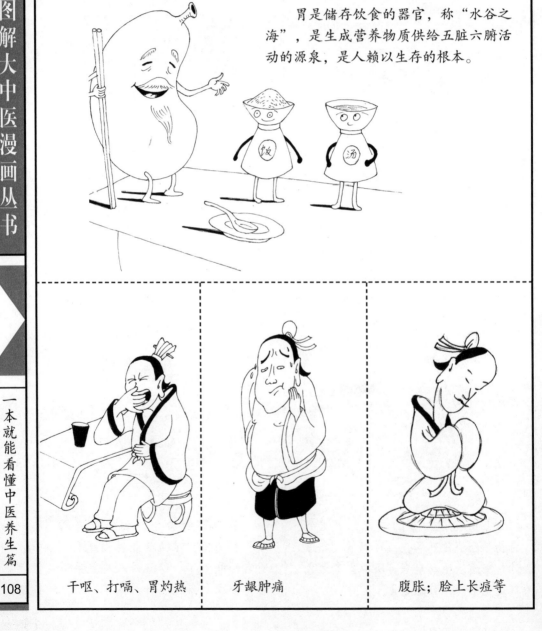

胃是储存饮食的器官，称"水谷之海"，是生成营养物质供给五脏六腑活动的源泉，是人赖以生存的根本。

干呕、打嗝、胃灼热　　　牙龈肿痛　　　腹胀；脸上长痘等

不吃早餐，百害而无一利

不吃早餐会导致人体的消化系统紊乱，从而产生胃炎和胃溃疡甚至胃癌等，还可能间接导致其他疾病。辰时，脾胃对食物的消化吸收能力极强，能迅速把吸收的能量转化成精血输送到全身。

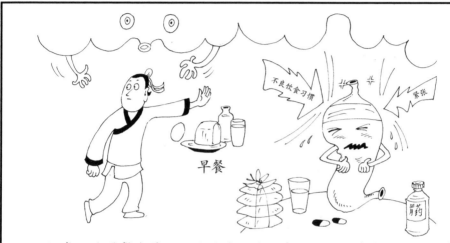

经常不吃早餐会导致人体的消化系统紊乱，从而产生胃炎和胃溃疡甚至胃癌等，还可能间接导致其他疾病。

辰时，脾胃对食物的消化吸收能力极强，能迅速把吸收的能量转化成精血输送到全身。

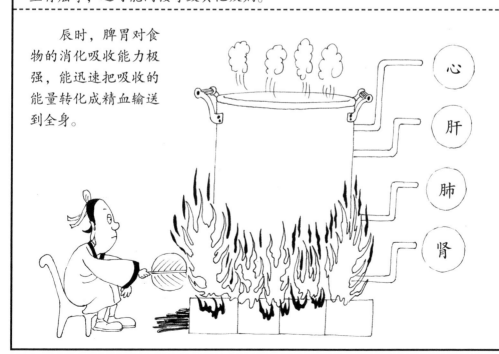

顺应人体规律，在特定的时间做特定的事情

　　随着生活节奏的加快，很多人为了节约时间，便养成了不吃早餐的不良习惯，很快便得了胃病，经常要忍受胃痛的折磨。我们常说"身体是革命的本钱"，有一个健康的身体才能更好地工作。

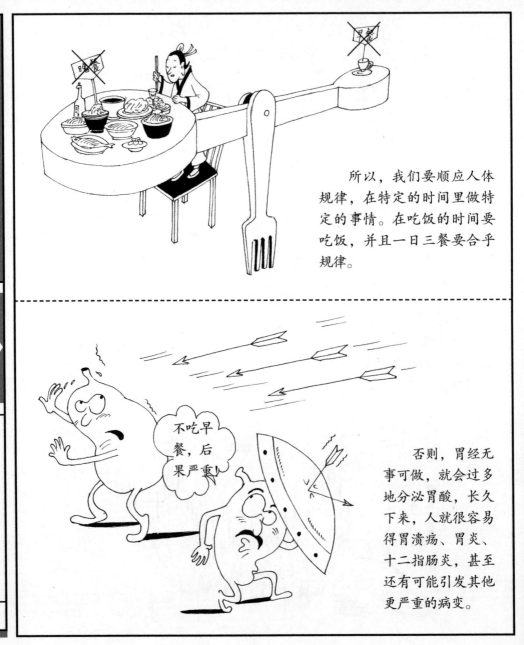

　　所以，我们要顺应人体规律，在特定的时间里做特定的事情。在吃饭的时间要吃饭，并且一日三餐要合乎规律。

　　否则，胃经无事可做，就会过多地分泌胃酸，长久下来，人就很容易得胃溃疡、胃炎、十二指肠炎，甚至还有可能引发其他更严重的病变。

投胃所好，以平阴阳，营养搭配

《黄帝内经》载："有胃气则生，无胃气则死。"表明了吃早饭的重要性。另外，我们还要了解胃，投其所好，知己知彼。所以得知道胃喜欢什么，容易吸收什么，我们就吃什么。

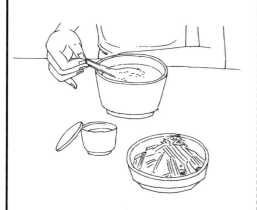

宜食清粥小菜。中国传统的早餐，清粥配小菜，即营养又开胃。

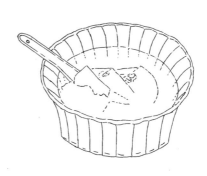

早餐不宜吃凉的食物。大寒的食物会导致胃经气血不畅，可能会引起胃痉挛，导致胃不适。

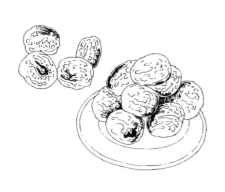

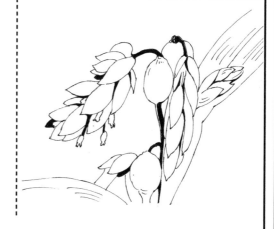

早餐也可以尽量丰富些，但要注意营养的搭配。如果清粥无味，可以加一些不同的配料。像补血健脾的大枣，美白润肤的薏苡仁，益气补血的当归，清心解暑的荷叶等。

不同人群的营养早餐

养生是一门学问，养生无处不在，早餐也包含着丰富的养生知识，不同的人群，所食用的早餐也不尽相同。

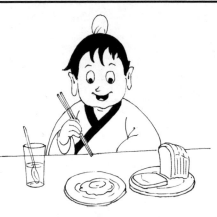

幼儿：通常以1杯牛奶、1个鸡蛋和1个小面包为佳。有时也可用果汁或粥代替牛奶，或用饼干、馒头代替面包。

青少年：1杯牛奶、适量的新鲜水果或蔬菜、100克干点（面包、馒头、大饼等含糖类较高的食品）。

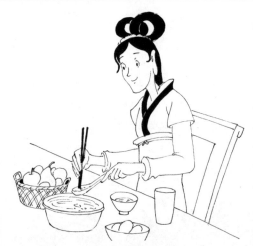

孕妇：至少要吃1个鸡蛋，1杯牛奶加麦片，并且要多吃新鲜水果。

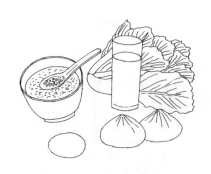

中年人：中年人较理想的早餐是1个鸡蛋、1碗豆浆或1碗粥、少量干点（馒头、大饼、饼干和面包均可）。

老年人：除了供应牛奶和豆浆以外，还可多吃粥、面条、肉松和花生酱、芝麻酱等既容易消化又含有丰富营养及含钙质丰富的食物。

拍拍打打话美丽

　　胃经舒畅，气血充盈，是美丽的保障。要想保持美丽的容颜，要时常敲打胃经。美丽与否与胃经息息相关。爱美之心人皆有之，这一天性在女性身上更是发挥得淋漓尽致。

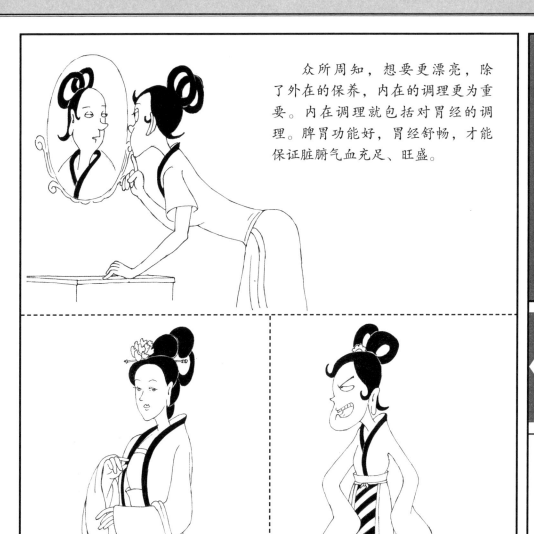

　　众所周知，想要更漂亮，除了外在的保养，内在的调理更为重要。内在调理就包括对胃经的调理。脾胃功能好，胃经舒畅，才能保证脏腑气血充足、旺盛。

　　女子只有气血足，精气旺，才会面色红润，光彩照人。用词语形容莫过于"面若桃花"。而"面若桃花"是古时候从侧面形容女子的胃经畅通，气血充足，身体非常健康。

《黄帝内经》上说："怒伤肝，喜伤心，思伤脾，悲伤肺，恐伤肾。"愤怒的情绪会伤到肝脏，肝火太旺又将会影响脾胃，引起食欲缺乏、精神萎靡。可以通过饮食调理并辅助穴位按摩以降肝火。

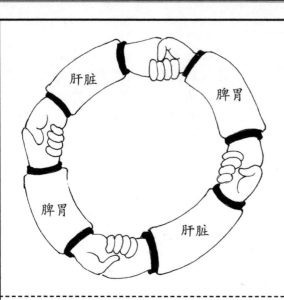

脾胃和肝脏均属于人体的消化器官，两者关系非常密切，就像亲兄弟一样，只有和睦相处，通力合作，才能保证食物在人体内正常地消化、吸收和代谢。

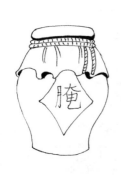 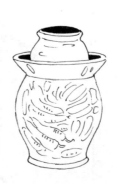 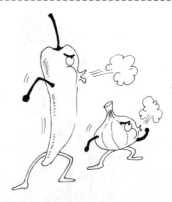

像一些油炸、辛辣、腌制的食品，包括一些带有化学农药及添加剂处理的食物，甚至是化学合成的药物等，这些物品都含有大量的毒素，必须经过肝的处理后才可排出体外，才能最大限度地减少其对人体的危害。

因为，胃的主要功能是储存吸收食物，肝则是消化系统里的一道过滤屏障，所有经胃消化的食物营养进入血液都要经过肝脏过滤，把食物里含有的毒素过滤掉。

胃里摄取的有毒物质太多，肝超负荷工作，长期过度劳累，最终支撑不住，引起肝脏充血，肝火上升。

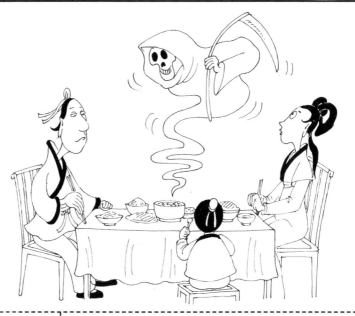

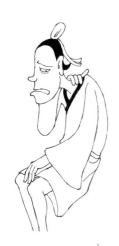

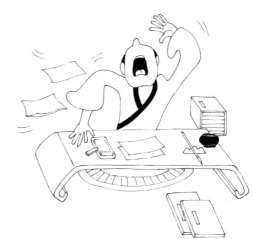

肝火太旺最直接的反应就是精神不振、食欲下降，严重者可出现头昏脑涨、易怒、失眠、阳痿、早泄等症状。所以，一定不能掉以轻心。

按摩脸部，敲打腿部，以降肝火

　　中医很讲究穴位疗法，通过按摩穴位，可以打通经脉，促进血液循环，从而达到祛病治病的效果。

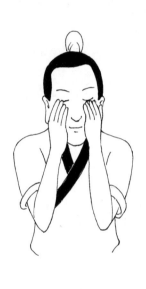

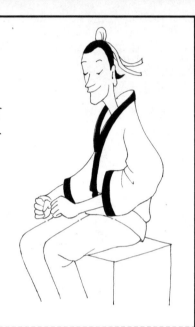

按摩脸部

　　双手干揉脸部，可以疏通经过脸上的这一段胃经。

敲打腿部

　　有助于疏通胃经，保持气血畅通。

　　拇指用力按压3分钟。坚持按摩可以有效降肝火。

阳陵泉穴

　　阳陵泉穴位于人体的膝盖斜下方，小腿外侧之腓骨小头稍前凹陷处。

若要安，三里常不干

从生理上来讲，30岁以前，人的生理功能逐渐成熟，30岁达到一个顶峰。但"盛极必衰"，此时也预示着衰老的开始。表现之一就是足阳明胃经中的阳明之气由全盛开始减弱，人的疾病也悄然而至。但如果能抑制住阳明燥金之气，自然就可以延缓人的衰老及疾病的到来。

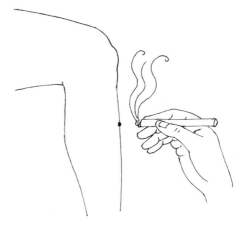

《黄帝内经》认为，通过按摩、针灸足三里可以达到延缓机体衰老、增加人体寿命的目的。有句古话说："若要安，三里常不干。"意思是说，想要健康长寿，就要经常在三里穴处做艾灸。

足三里是足阳明胃经的合穴，通过艾灸可以把热气通过此穴位传达到体内，消除部分的阳燥之气，以达到祛病的目的。

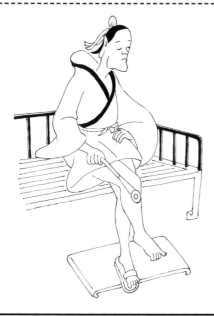

不过要注意的是，做艾灸和按摩足三里时，最好是选择辰时（7—9点），这个时候气血流注胃经，胃里血气充足，胃经活动最旺，艾灸或按摩足三里穴会事半功倍。

除了做艾灸，我们还可以通过按摩足三里穴来达到保养健身、延年益寿的目的。足三里是四总穴之一。"拍打足三里，胜吃老母鸡"。因此，平常可以多拍打足三里。

足三里的故事

三里灸，是艾灸的一种，指用艾直接灸"足三里"穴。据记载，这种方法是我国唐代著名文化使者鉴真大师东渡后传给日本人的。

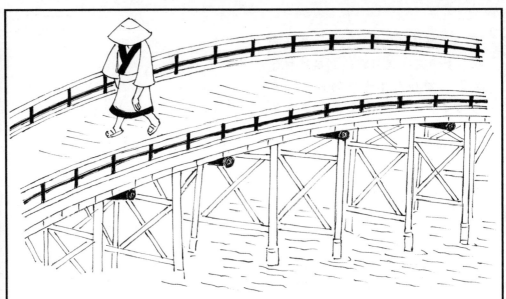

日本东京以前有个习俗，每次建成一座桥，竣工通行当天都要请当地年龄最高的长者先从桥上走过。

在日本《帝国文库》中有一段记载，说元保十五年九月十一日，永代桥竣工仪式上，最先走过的是三河水泉村的平民百姓满平和他一家三代的6位长寿老人。

其中

满平242岁，他的妻子221岁；

满平的儿子万吉196岁，万吉之妻193岁；

满平的孙子万藏151岁，万藏的妻子138岁。

引起痤疮的原因

　　青春痘多长在面部及胸、背、肩等部位，而面部最为常见，以青少年居多。出现青春痘的原因在哪里呢？从中医学的观点来分析，青春痘多是由于体内积存的热气太旺而引起的，体热太旺往往与胃寒有关。造成胃寒的原因有很多，比如说过多地食用冷饮。

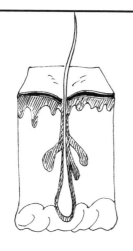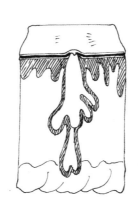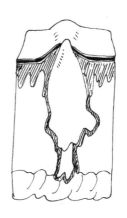

　　一般而言，人体内的温度是恒定的，一旦身体遭寒气侵袭，身体就会本能地用内部的热量来抵御寒气，这种热是燥火。就像攻城一样，一个想全力攻打进去占领它，另一个则想要努力守住城墙把外寇赶走。一个采用冷水攻，另一方想靠火守，结果城是守住了，但由于燥火太旺，不停地往外攻，皮肤就成为它的出口，形成痤疮（青春痘）。

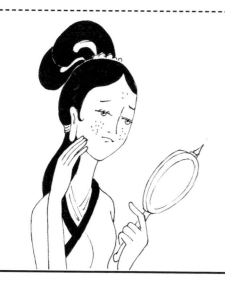

　　青春痘为什么爱长在年轻人脸上，而中老年人却很少出现呢？这是因为年轻人年轻气盛，血气方刚，气血在人体中上下蹿动，胃里一有寒气，就会被体内的燥阳之气快速裹挟着往上蹿，四处寻找着突破口，脸部皮肤便成了最好的通道，青春痘便产生了。

十二时辰养生

口臭者皆与胃热有关

　　在中医学上来讲，口臭多与胃热有关。胃热的人往往还会伴随便秘、胃痛、消化不良、烦躁等症状。由于胃热引起的胃肠疾病，更加剧了口臭，如胃癌、肠癌等，食物堆积太多，发生内容物潴留，不能及时排空，内容物异常发酵，产生特别的气味。这些气味反流入口腔，则会出现口腔异味，口臭便产生了。

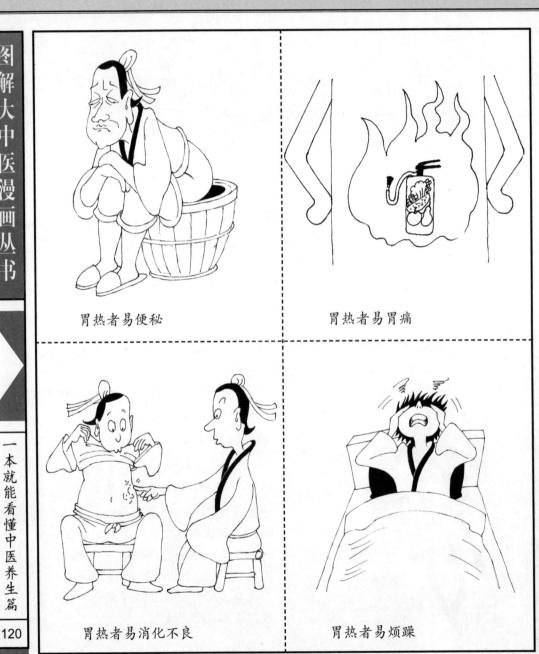

胃热者易便秘

胃热者易胃痛

胃热者易消化不良

胃热者易烦躁

由于胃热引起的胃肠疾病，更加剧了口臭，如胃癌、肠癌等，食物堆积太多，发生内容物潴留，不能及时排空，内容物异常发酵，产生特别的气味。

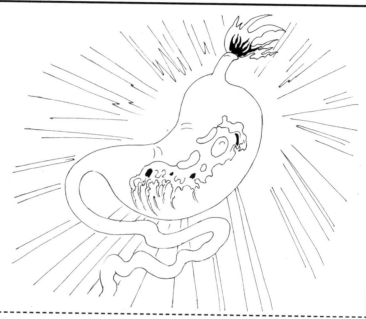

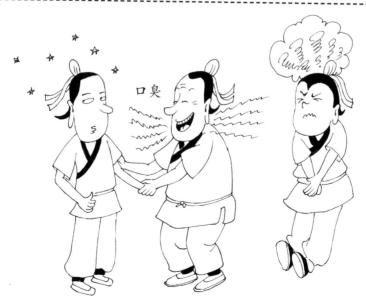

口臭

治口臭还得消除胃热

如何来防治口臭呢？平时多注意口腔清洁只是一方面，还要从根源处入手。所以，治口臭还得要消除胃热。我们可以借助一些重要的穴位来消除胃热，像劳宫、金津、玉液、内庭这几处穴位都有清除胃热、治疗口臭的功效，经常按摩它们，口气会慢慢变得清新起来。

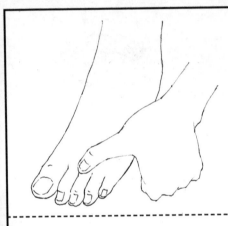

内庭是胃经的荥穴，在足背的第2、3趾趾缝间。荥主身热。按摩内庭有消除胃热的功效。所以治疗口臭不能忽视内庭穴。

金津、玉液是经外奇穴，它们在口腔内，舌下系带左右两侧的静脉上，左为金津，右为玉液。从名字就知道它们的功能，既治疗口干口渴，又治疗口臭。

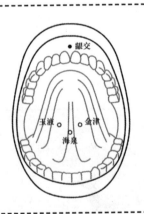

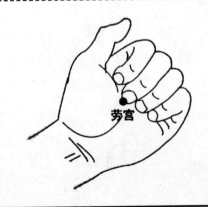

劳宫穴是手掌上的重要穴位。劳宫属于手厥阴心包经上一个重要的荥穴。"荥主身热"，劳宫清热泻火的能力是很强的，在临床上，我们常用它来治疗由于身热或者内热引起的口疮、口臭效果特别显著。

中医讲解胃热

胃热多由偏食辛辣厚味，胃火素旺，或邪热犯胃，或气郁化火所致。火热内炽，胃腑脉络气血壅滞，故脘部灼热疼痛；热邪伤津，则口渴喜冷饮；火能消谷，则消谷善饥；若肝火犯胃，则吞酸嘈杂；火邪循经上炎，则口臭、牙龈肿痛、鼻出血等；阳明热或伤津，则便秘溲赤，舌红苔黄，脉滑数。

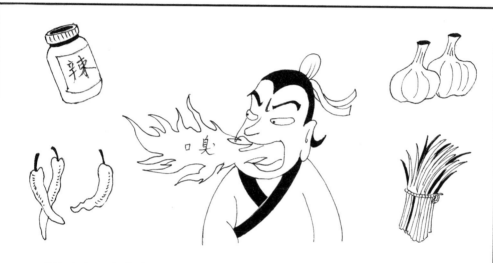

胃热多由偏食辛辣厚味，胃火素旺，或邪热犯胃，或气郁化火所致。

火热内炽，胃腑脉络气血壅滞，故脘部灼热疼痛；

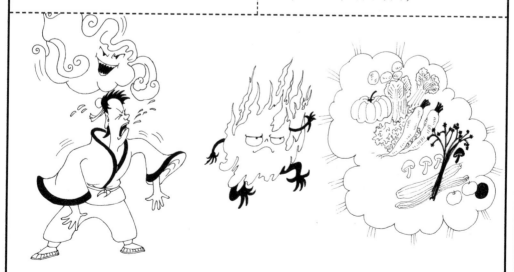

热邪伤津，则口渴喜冷饮；

火能消谷，则消谷善饥；

图解大中医漫画丛书

十二时辰养生

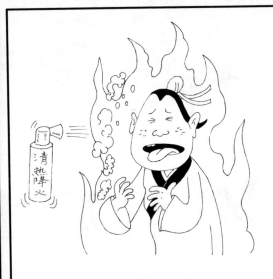
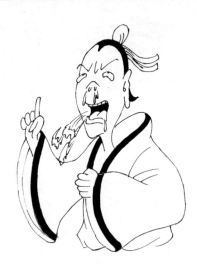

若肝火犯胃，则吞酸嘈杂；火邪循经上炎，则口臭、牙龈肿痛、鼻出血等；

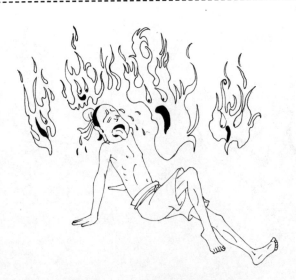

阳明热或伤津，则便秘溲赤，舌红苔黄，脉滑数。

足阳明胃经循行线路

它起于鼻（迎香穴），上至鼻根处，向下沿鼻外侧，进入上齿槽，回出挟口旁，环绕口唇，向下交会于颏唇沟，向两侧至下颌角，向上经耳前、颧弓，沿发际，至前额。它外行的主干，从锁骨上窝向下，经乳中等穴，向下夹脐两旁，进入气街。胃经有4条支脉，第1条从下颌角前，经颈动脉，沿喉咙，进入缺盆，通过膈肌，属于胃，络于脾。第2条从胃口向下，沿腹里，在腹股沟动脉处与外行的主干相会合。由此下行经髋关节前，沿腿外侧，上足背，进入中趾内侧趾缝，出次趾末端。第3条从膝下3寸处分出，向下进入中趾外侧趾缝，出中趾末端。第4条从足背分出，进大趾趾缝，出大趾末端，接足太阴脾经。

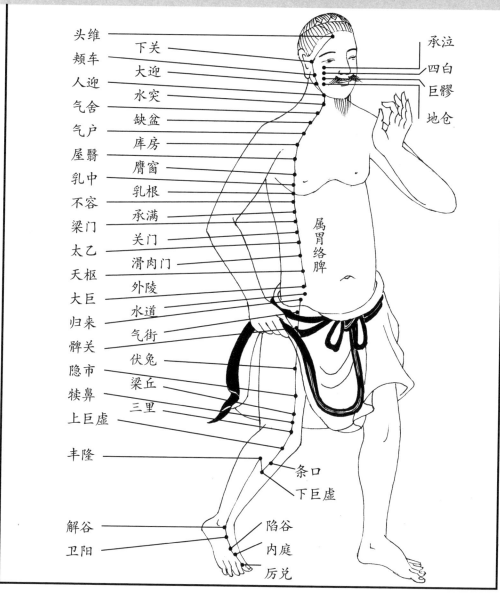

图解大中医漫画丛书

十二时辰养生

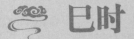

巳时

足太阴脾经当令

《黄帝内经》将脾胃形容成"仓廪之官"。我们的脾胃就像是管理粮仓的官员一样负责接纳食物，消化、吸收后再运送到其他地方。食物经脾胃消化、吸收后转化为水谷精微，并将水谷精微传输到全身，为五脏六腑及各组织器官提供源源不断的营养。

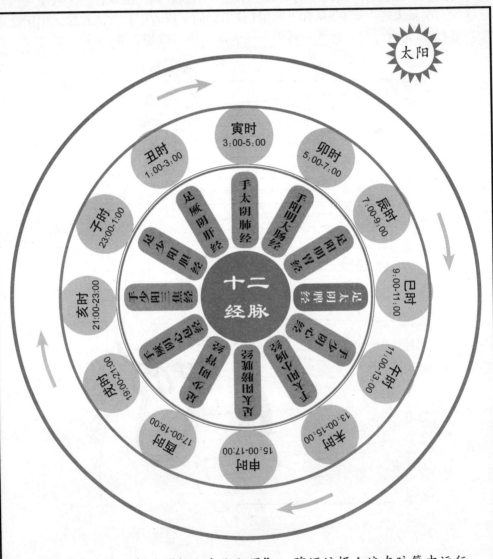

脾为"后天之本""气血生化之源"。脾还统摄血液在脉管中运行，脾统血的作用是通过气摄血来实现的。脾正常工作才能保证血液在人体内的循环。

图解大中医漫画丛书

一本就能看懂中医养生篇

巳时与蛇相对应

巳时又称隅中、日禺。与巳相对的生肖是蛇。这时地面阴雾之气消失，阳光明媚，蛇从洞中爬出来活动，通过与地面的摩擦来消化食物。由此表明：经常通过有益的锻炼才能达到健脾养生的作用。

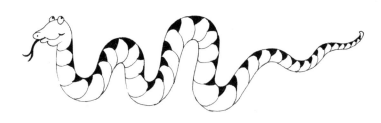

脾为"后天之本""气血生化之源"。脾还统摄血液在脉管中运行，脾统血的作用是通过气摄血来实现的。脾正常工作才能保证血液在人体内的循环。

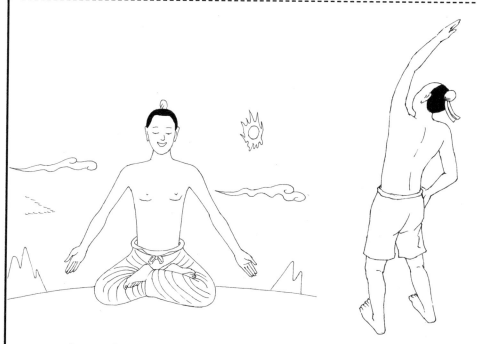

经常通过有益的锻炼才能达到健脾养生的作用。因为脾主肌肉，多运动可使脾气健旺，胃口好。脾气健旺，身体抵抗力就好。

辰时吃早餐，食物进到胃里，巳时（9—11点）正是脾在忙碌的时间。

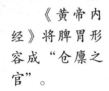

《黄帝内经》将脾胃形容成"仓廪之官"。

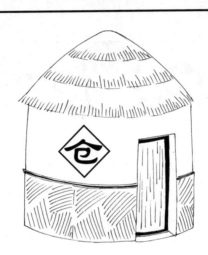

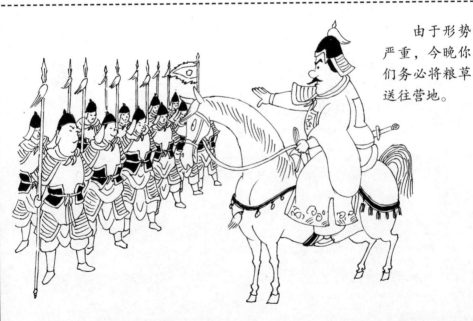

由于形势严重，今晚你们务必将粮草送往营地。

在古代这可是相当重要的一个官位，整个地方的粮食进出都由他一个人来管理，权力很大。

脾的分工

　　脾为"后天之本""气血生化之源"。脾还统摄血液在脉管中运行，脾统血的作用是通过气摄血来实现的。脾胃就像是管理粮仓的官员一样负责接纳食物，经过消化、吸收后转化为水谷精微，并将水谷精微传输到全身，为五脏六腑及各组织器官提供源源不断的营养。

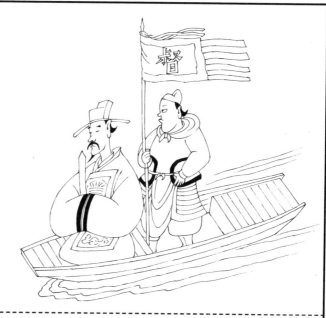

　　脾为"后天之本""气血生化之源"。脾还统摄血液在脉管中运行，脾统血的作用是通过气摄血来实现的。脾正常工作才能保证血液在人体内的循环。

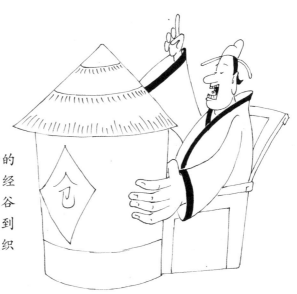

　　脾胃就像是管理粮仓的官员一样负责接纳食物，经过消化、吸收后转化为水谷精微，并将水谷精微传输到全身，为五脏六腑及各组织器官提供源源不断的营养。

脾气虚损，脾生理功能失常

　　脾气虚损，则消化、吸收和传输营养物质的功能就会失常，身体的各大器官得不到充足的能量，则会引起的一系列脾生理功能失常的病理现象及病症，像厌食、情绪低落、头晕、腹胀、腹泻、面容消瘦等症状，严重者还可致脱肛、内脏下垂等。

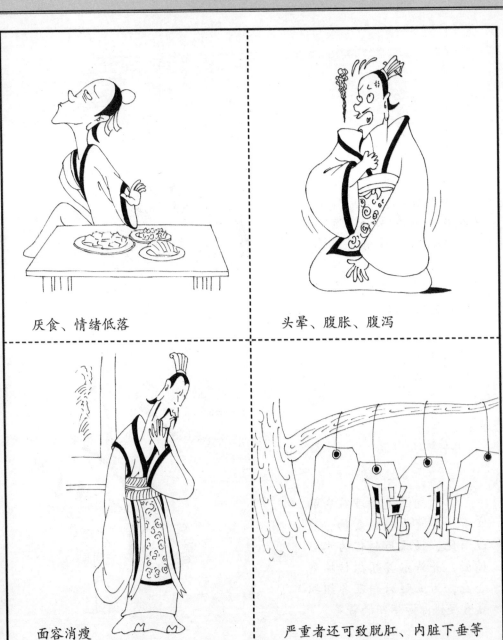

厌食、情绪低落

头晕、腹胀、腹泻

面容消瘦

严重者还可致脱肛、内脏下垂等

脾固摄功能失常

《金匮要略》载："五脏六腑之血，全赖脾气统摄。"意思是说脾气对血液有固摄的作用，能够使血液保持在脉内运行而不外溢，防止出血的发生。如果人体的脾气虚弱，无法调节血液作用，就会出现尿血、便血、皮下出血和崩漏等症状。

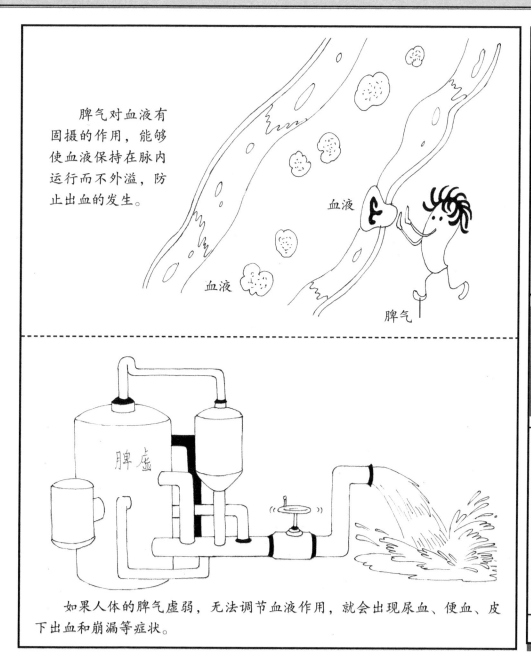

脾气对血液有固摄的作用，能够使血液保持在脉内运行而不外溢，防止出血的发生。

血液

血液

脾气

脾虚

如果人体的脾气虚弱，无法调节血液作用，就会出现尿血、便血、皮下出血和崩漏等症状。

脾虚的原因要清楚

　　脾虚多因饮食失调，劳逸失度，或久病体虚所引起。像平时饮食太过单一，身体吸收不到足够的营养，或过度劳累，不注意休息，还有久坐或久病在床的人缺少适当的锻炼，"脾主全身之肌肉"，肌肉不能得到锻炼，脾当然也不会尽心尽力地工作了。

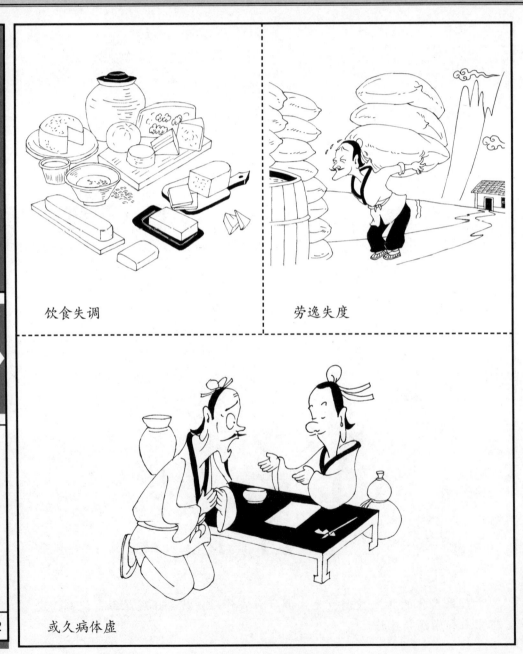

饮食失调

劳逸失度

或久病体虚

图解大中医漫画丛书

一本就能看懂中医养生篇

加强对脾的调理和养护

脾为五脏之一，对人体来说相当重要，平时要多加重视保养，才能健康长寿。因此，在平时一定要加强对脾的调理和养护。

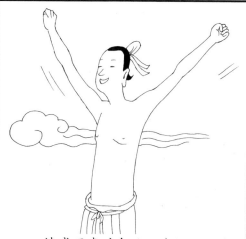

情感因素对食欲、消化、吸收都有很大影响。因此保养脾胃，首先要保持良好的情绪。

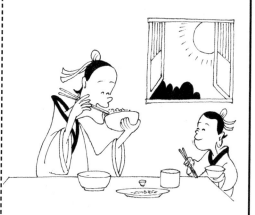

饮食调摄是保养脾胃的关键。因此，饮食应有规律，三餐定时、定量、不暴饮暴食。

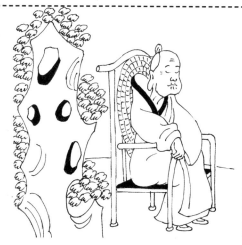

注意冷暖。俗话说"十个胃病九个寒"。这确是经验之谈。因此注意冷暖十分重要。

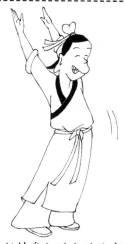

要坚持参加适当的体育活动，如散步、打太极拳、做气功等。适当的体育锻炼能增加人体的胃肠功能。

十二时辰养生

保养好脾经，远离糖尿病

　　近些年，糖尿病人群呈逐步扩大的趋势，并向年轻人群蔓延。造成糖尿病的原因有很多，比如饮食无规律、暴饮暴食、吃过多肥腻的食物、酗酒、过度忧郁等。我们上一章也讲到糖尿病与胃经有关，其实不光是胃经，脾经运行不畅，也容易导致糖尿病。

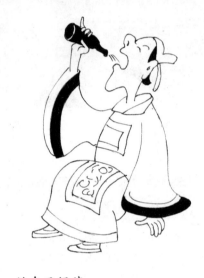

饮食无规律

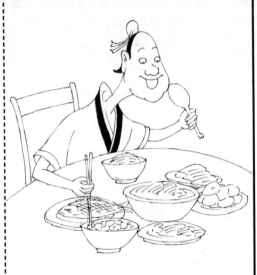

暴饮暴食，吃过多肥腻的食物

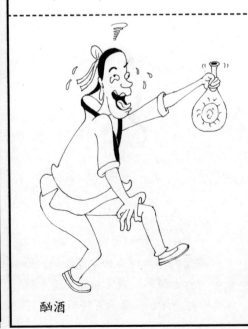

酗酒

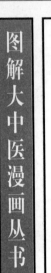

过度忧郁等

肝脾受寒化热引发糖尿病

从中医学角度来讲，糖尿病是因肝脾受寒化热而导致的。糖尿病最主要的表现就是吃得多、喝得多、尿得多，并且日渐消瘦。

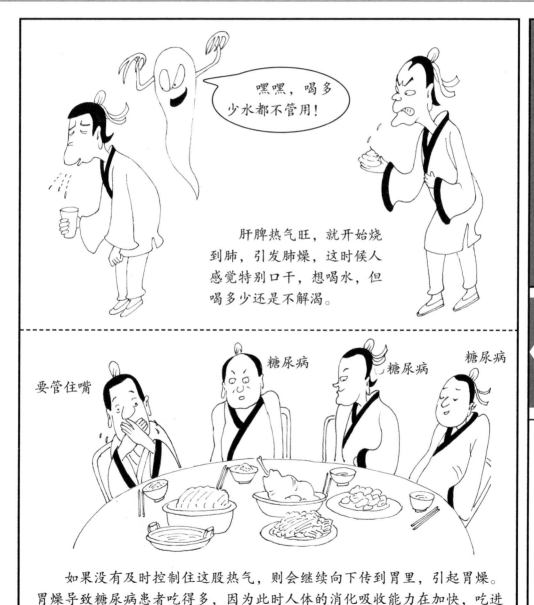

肝脾热气旺，就开始烧到肺，引发肺燥，这时候人感觉特别口干，想喝水，但喝多少还是不解渴。

如果没有及时控制住这股热气，则会继续向下传到胃里，引起胃燥。胃燥导致糖尿病患者吃得多，因为此时人体的消化吸收能力在加快，吃进去的食物很快就消化了，很快又饿了。

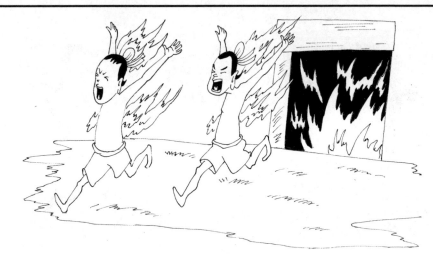

脾脏功能受热，同样会影响到肾脏，造成肾亏、肾虚。从而肾的固摄能力就差了，因此病人就会出现多尿。

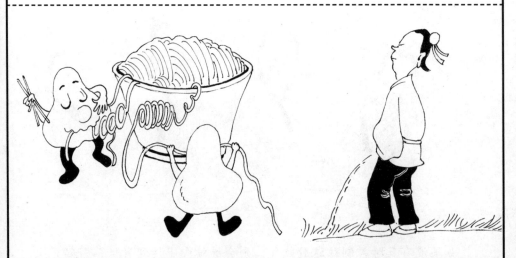

营养没有经过完全吸收，就直接通过尿液排出体外了，身体得不到足够的营养，自然就日渐消瘦了。

肥胖的根本原因在于脾

中医认为，肥胖与脾脏有关。体内水液代谢失常可引起肥胖。

由于当下的饮食越来越丰富，越来越讲究，导致肥胖人群在不断地壮大。为了变得窈窕，很多人便开始了与肥胖的拉锯战，不断地尝试各种减肥药、减肥茶、瘦身衣，结果是收效甚微。

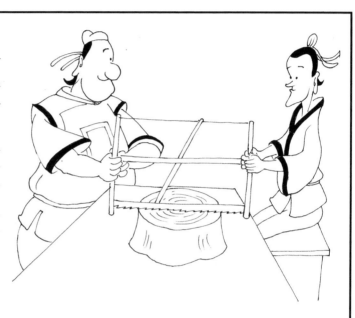

中医认为，肥胖与脾脏有关。如果脾虚，则水液输送能力就会下降，不能及时传达到全身，水湿等废物就容易淤积在皮下脂肪处，不能及时排出，就形成了虚胖。

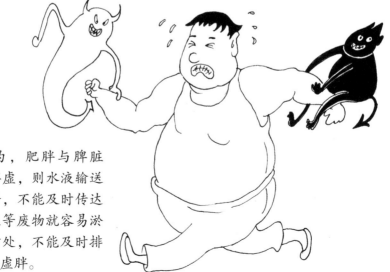

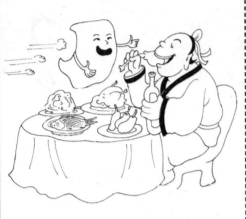 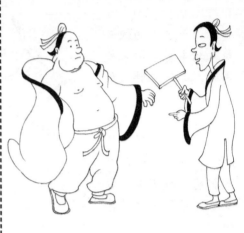

　　特别是对于中年人来说，更容易肥胖。因为他们的脾脏功能已经在逐渐减退，对肥腻、高营养食物的转化吸收功能慢慢减弱，水谷精微无法输布全身，痰湿脂浊积聚在体内，再加上不爱运动，出现肥胖的概率也就提高了。

　　幼年肥胖，也跟脾虚体质有关。因为小孩子体质比较虚弱，如果持续感染，比如说接触有细菌的动物、吃了不干净的食物等，造成体内血亏损，导致脾脏功能下降，形成了脾虚体质。

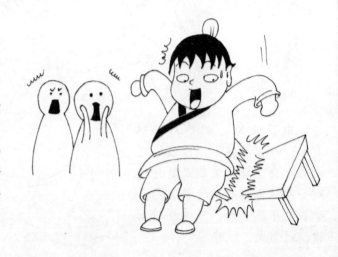

如何通过养脾来克制肥胖的发生

　　那我们怎么通过养脾来克制肥胖的发生呢?《黄帝内经》主张顺应自然规律来养生。"年有十二月,日有十二时,五脏六腑有神明"。意思就是说,五脏六腑的保养应当注意季节和时辰。

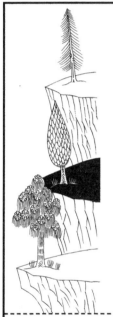

　　一年当中,"长夏应于脾";一天当中,巳时最佳。

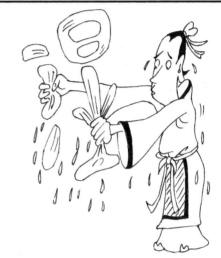

脾"喜燥恶湿",要注意尽量远离潮湿的环境,以免湿邪困脾。

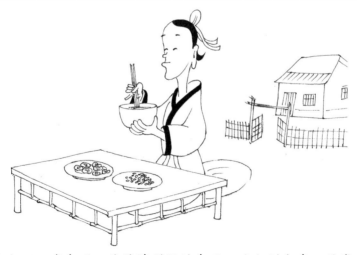

饮食上可以多食用一些健脾利湿的食品,比如说大枣、豆类食品,也可以多喝粥。夏天喝粥,养胃又健脾。

你是否有睡觉流口水的经历呢？是不是不以为然呢？小心了，如果是经常的话，你得好好关照一下你的脾脏了。

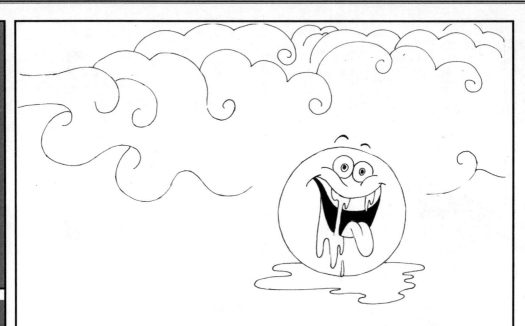

《黄帝内经》载"脾在液为涎"，"涎"指口水，意思是说流口水是脾的问题。中医认为，脾主肌肉，脾开窍于口，涎为脾之液。

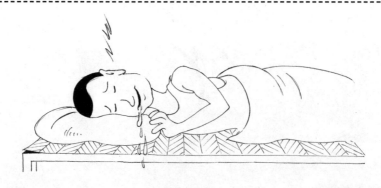

脾统领着全身的肌肉，脾功能好坏可以通过人的口部看出来，流口水正是脾虚的表现。脾脏虚的人，面部肌肉容易松弛，因此睡着后会张开口，口水就很容易流出来了。

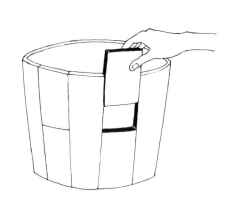

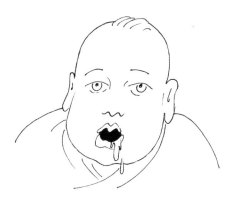

　　唾液腺还没有发育完全，口腔很浅，容量不够，牙齿也没有长全，唾液多了又没有"闸门"拦着，口水自然就流出来了。

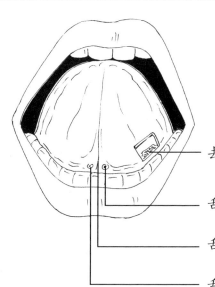

　　　　　　　　这属于正常的生理现象，并且随着年龄的增长，这种现象会慢慢消失。

去掉舌下部分表皮，可见"舌下腺"

舌下腺"管口"

舌盘带

舌下腺"管口"

如何解决成人流口水的尴尬

如果成人经常性流口水，就不能掉以轻心了，很可能是自己脾脏在闹"脾气"了。

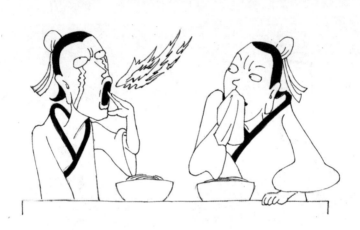

偶尔一两次，不经常，那么可能是饮食不当造成的。比如说过多地吃刺激性的食物，如辛辣食品，导致脾功能受损，引起脾热，从而使口水分泌过多。这种情况，只需调整饮食习惯，不难治疗。

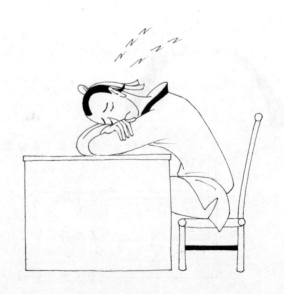

睡觉姿势不当，像趴在桌子上睡、侧卧位睡觉，都容易引起流口水。如果是习惯这种睡姿的朋友，不妨试着改变一下，很快就能纠正过来。

图解大中医漫画丛书

一本就能看懂中医养生篇

改善脾虚的小方法

经常性流口水，不妨通过食疗来纠正，另外，中医上有"舌为心之苗，脾之外候"的说法，意思是说舌头与我们的脾脏也息息相关，脾虚者可以通过活动舌头来改善。如伸舌法、摆动法、吞咽法对治脾虚效果很不错。

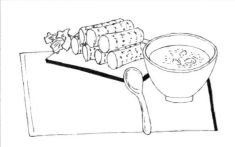

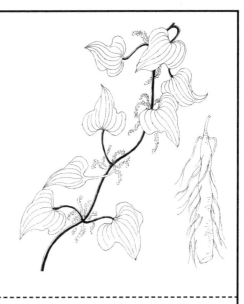

饮食方面可以喝一些具有滋补功效的粥，比如说红枣粥，还可食用一些根茎类实物，像土豆、山药、红薯、藕、胡萝卜及其他一些健脾的食物。

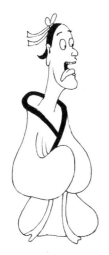

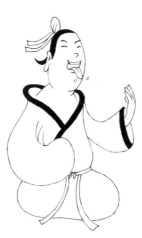

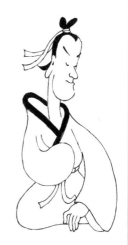

双唇微张，将舌头伸出，伸到最长时，保持5秒再收回，反复做36次。

伸长后也可以向左右摆动，反复做36次。

做完后，将刚才分泌出的大量津液分次咽下。

睡觉打鼾也是脾病

　　有的人睡觉爱打鼾，如果是经常性的话，那就是一种病态。医学上，打鼾称为"睡眠呼吸暂停综合征"。

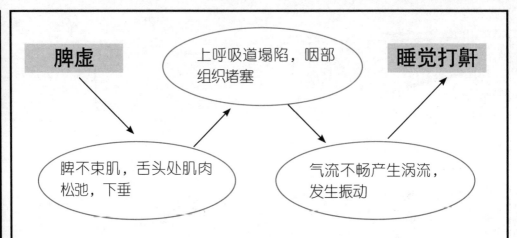

　　打鼾到底是由什么原因引起的呢，原因有很多。医学界认为，打鼾很可能因为如高血压及心血管疾病、过度肥胖、糖尿病、类风湿关节炎等造成。前面我们说过，糖尿病、肥胖症都与脾脏功能失调有关。医学研究显示，睡觉打鼾也可能与脾脏功能下降有关。

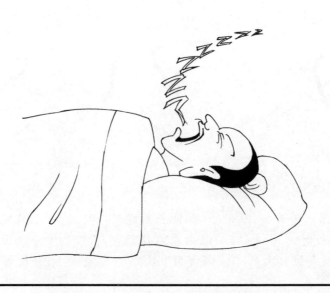

克服睡觉打鼾，要先养好脾脏

　　中医学认为，本证多因劳损所伤，或因久咳耗伤肺阴所致。因肺的阴津不足，失其清润肃降之机和热伤肺络，从而会出现呼吸系统的病症。

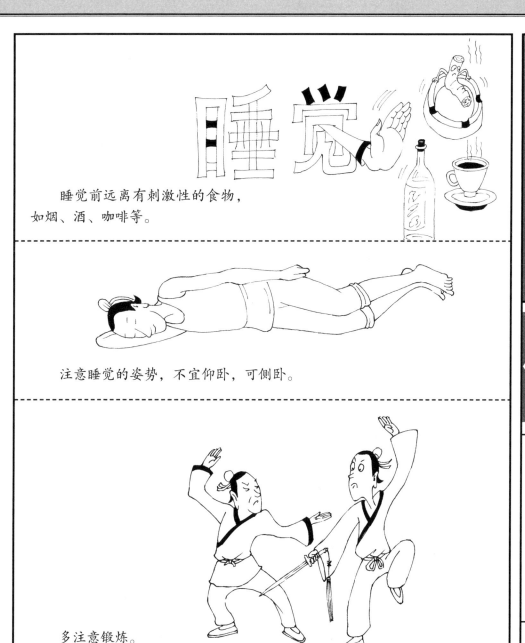

睡觉前远离有刺激性的食物，如烟、酒、咖啡等。

注意睡觉的姿势，不宜仰卧，可侧卧。

多注意锻炼。

睡觉打鼾出现的5种情况

如果睡觉打鼾出现以下情况，就应该就医了。

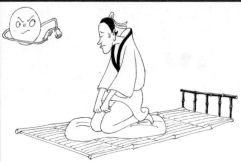

尽管睡了一整夜，醒来仍然感到十分疲惫。

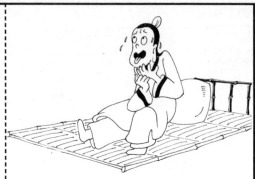

醒来后头痛，且口干舌燥。

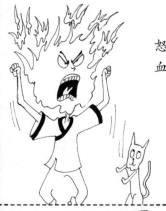

暴躁易怒，睡醒时血压更高。

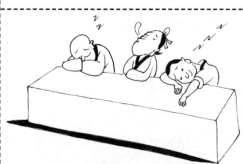

白天总是困倦或打盹儿，甚至在工作时也会睡着。

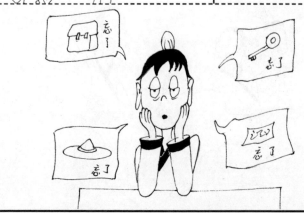

注意力不易集中或记忆力下降。

思伤脾

　　《黄帝内经》认为，人有喜、怒、悲、思、恐五志，也就是五种情绪。五志和五脏心、肝、肺、肾、脾是相对应的。"脾在志为思"，脾对应的是思。思本是正常的生理活动，但过度思虑会致使气郁结不行，运化失调，从而导致疾病的产生。

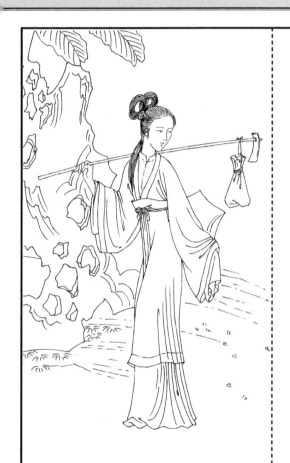

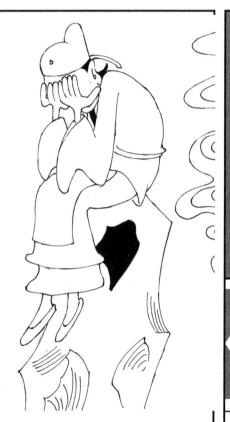

　　《红楼梦》中弱不禁风、疾病缠身的林妹妹，人见犹怜，一曲《葬花吟》更是让人揪一把泪，这么一位惹人怜爱的女孩，年纪轻轻便离开了人世，不得不令人扼腕叹息。

　　思虑太多，从而导致食欲下降，影响到脾胃。脾气郁结，消化不良，人也变得消瘦了。长此以往，会影响脾脏的健康。

思要有度

　　"思伤脾"，那是不是遇事就不应该思考呢？绝不是。正常的"思"是必要的，要不然怎么解决工作生活中出现的问题呢？从医学上讲，不"思"还会让人变得呆滞、懒惰、身体肥胖等。思，关键是要有个度。

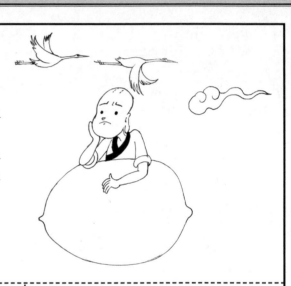

　　"思"虽伤"脾"，但是生活中遇到事该不该"思考"呢？"思"要有度。从医学上讲，不"思"也会让人变得呆滞、懒惰等。

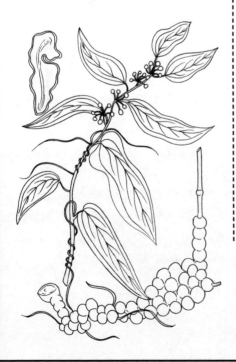

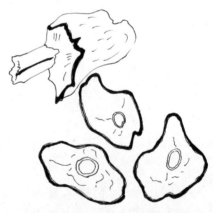

　　思虑过多的人应该怎样来健脾呢？这里介绍一味既可药用，又可作为食材的物品，那就是茯苓。
　　茯苓药性平和，具有健脾利湿的功效。《神农本草经》就有茯苓"久服安魂养神，不饥千年"的记载。

巳时锻炼脾经效果好

古人做事讲究"天时，地利，人和"。"天时"即是自然规律。巳时气血正好流注脾经，此时脾经是最旺盛的。锻炼脾经的时间最好是选在巳时（9—11点），不宜过早，也不宜晚。因为过早，脾还没进入工作，过晚，脾的工作效率已大打折扣，锻炼的效果也不明显了。

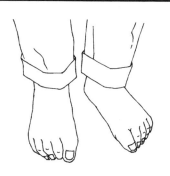

脾经经过足大趾，胃经过足第二趾和第三趾。通过活动足趾，就能达到健脾养胃的功效。方法操作简单，易于实行。

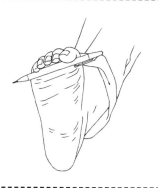

另外也可在床上锻炼。在床上放一些小物件，像钥匙、笔、小球等，用足趾去抓，这样既有趣，又能让我们足部的经络得到充分的锻炼。

"4"字腿法。就是将一只脚的脚踝压到另一条大腿上。脾经正好是从大足趾的隐白穴沿着小腿内侧的中间线直上到达大腿内侧，再进入腹腔。这样的坐姿正好方便按摩。

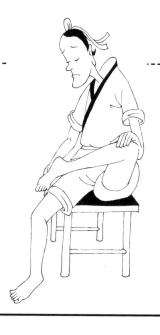

脾脏保养应注意季节

《黄帝内经》认为，养生之道，应遵循天地间的自然规律，顺应阴阳四时的变化。人体五脏与四时相互对应。肝应于春，脾应于长夏，肺应于秋，肾应于冬。由此可见，长夏保养脾脏是最适宜的。

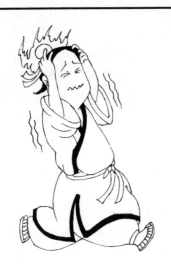

夏季，不要心烦气躁，保持心情舒畅。

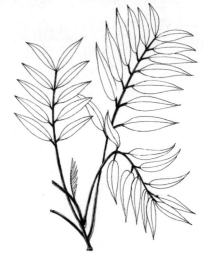

饮食多吃一些健脾利湿的食物，像薏苡仁、香椿、荞麦等。

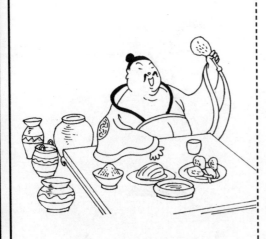

忌暴饮暴食，也不宜多食生冷及油腻食物。

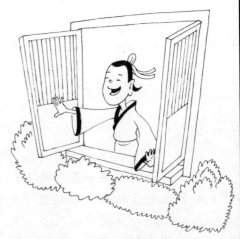

不宜居住在潮湿阴冷的环境中。多开窗，保持室内通风。

脾脏与四时、五行、五色等的关系

	脾	宜　忌
四时	长夏	长夏的气候特点是暑湿，天气多阴雨连绵，易潮湿。脾的特点是喜燥恶湿，所以这个季节，人最容易出现脾虚现象，是养脾的重要时期
五行	土	脾在五行合土。脾属太阴，喜燥而恶湿，其病易为湿困。脾属土，土生养万物离不开湿，故又有脾为湿土、太阴湿土之称
五味	甘	甘入脾。性甘的食物可以补养气血、健脾利湿、解除疲劳、调胃解毒等作用
五色	黄	黄色食物最有利于养脾，像南瓜、小米、玉米等。这些食物能补脾益气，促进食物的消化和营养的吸收
五体	脾	脾主肉。脾统摄全身的肉和气血。脾脏功能不佳，肌肉就容易松懈，没有弹性，导致肥胖臃肿
五志	思	思伤脾。思虑过度，脾胃就会出现问题。像平时用脑过度的人，特别是有悲观情绪的人，其脾胃功能都不会太好。要养好脾，平时保持乐观豁达的心态很重要
五谷	稷	稷合脾。稷性平和，与人体的脾气相通

足太阴脾经循行线路

足太阴脾经起于足大趾尖端，沿足大趾内侧至足踝的前方，再向上经小腿肚内，沿胫骨后缘，再向上行至大腿内侧前缘，入腹内，属于脾，络于胃，再上穿过横隔膜（膈肌），入咽喉，连舌根，分散于舌头下。

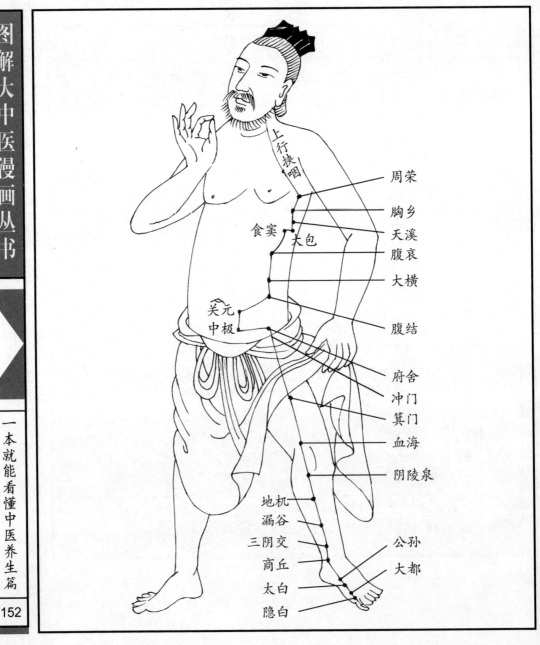

　　脾经上一共有21个穴位，其中的太白穴、三阴交穴、隐白穴、血海穴等，对调理脾脏、防治疾病相当重要。

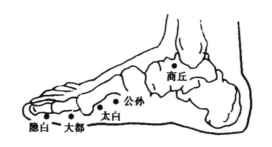

太白穴

　　出自于《灵枢·本输》，属足太阴脾经，位于足内侧边缘，当足大趾本节（第1跖趾关节）后下方赤白肉际凹陷处，主治胃痛、腹胀、呕吐、呃逆、肠鸣、泄泻、痢疾、便秘、脚气、痔漏等。可经常按摩或者艾灸此穴，能达到健脾祛病的效果。

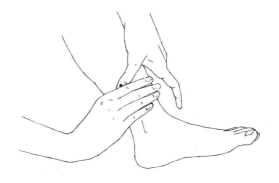

三阴交穴

　　此穴位于小腿内侧，足内踝尖上3寸，胫骨内侧缘后方。主治月经不调、痛经；阳痿、早泄；阴茎痛、尿闭、水肿；腹胀、湿疹、荨麻疹等。平时可通过按摩和艾灸此穴来预防和治疗疾病。

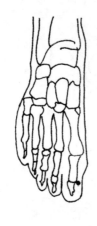
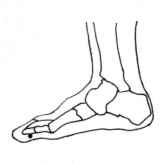

隐白穴

此穴位于足大趾内侧趾甲角旁0.1寸处。主治月经过多、崩漏、便血、尿血、腹胀、癫狂、梦魇、惊风。此穴位用艾灸或敷贴效果最显著。针灸的时间应掌握在15分钟左右。

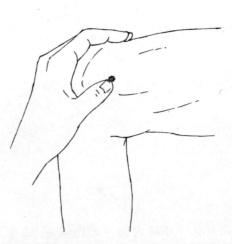

此穴取法：屈膝坐于椅上，在大腿内侧，髌底内侧端上2寸，当股四头肌内侧头的隆起处。

血海穴

主治月经不调、崩漏、经闭、隐疹、湿疹、丹毒。可用拇指用力按压此穴3~5分钟，两腿可交换进行或者同时进行。每天坚持1次即可。

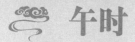

午时

手少阴心经当令

午时又称日中、正午、日正。太阳照在头顶，看不到自己的影子，正是天地阴阳之气的转换点，与子时一样，最好处于休息状态，养心静气。

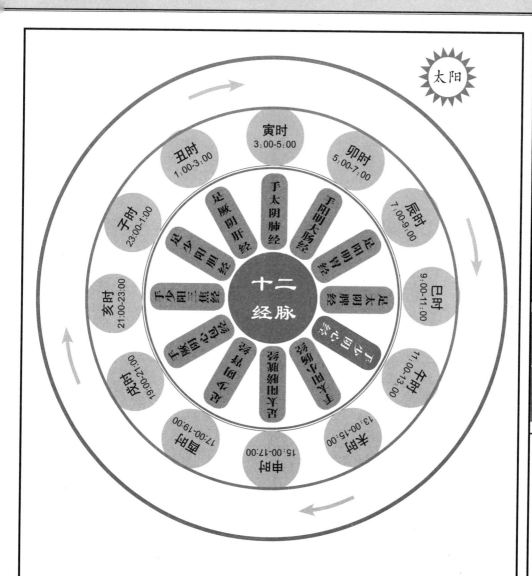

人体经过一个上午的劳动和工作，体力和精力消耗较大，需要休息一会儿，养精蓄锐，为我们下午的学习和工作存储精力和能量。

图解大中医漫画丛书

十二时辰养生

如日中天，心经当令，与子相应

午时与十二生肖中的马相对应，马是古代主要的交通工具，因为它善于奔跑，耐力持久，可以长时间不停歇。

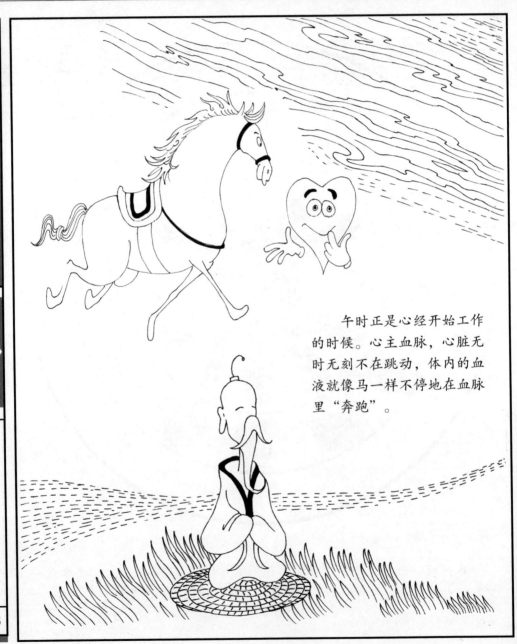

午时正是心经开始工作的时候。心主血脉，心脏无时无刻不在跳动，体内的血液就像马一样不停地在血脉里"奔跑"。

阳气尽则卧，阴气尽则寤

《黄帝内经》认为"阳气尽则卧，阴气尽则寤"。午时睡眠是最好的养生方式。这段时间睡觉，能够养神健体。

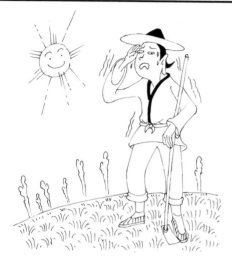

如果午时活动，会排汗过多，易伤阴、损血。

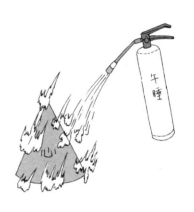

心，五行属火。午时是火气最旺盛之时，午时睡觉是最好的降火方法。

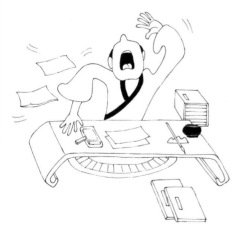

忽略午睡，则易导致"火山爆发"，形成口腔溃疡，使人心绪烦躁，失眠。

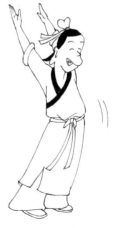

人体只有顺应自然的作息规律，好好睡一觉，才有保证下午精力充沛。

午睡还可以养血

　　心主汗液，汗由血生。一年当中夏天最热，午时再活动的话人就会感觉很热，随之产生大量的汗液。而排汗太多，则容易伤阴、损血。午睡一会儿，则可以避免出太多的汗，可以抑汗养血，对身体是非常有利的。

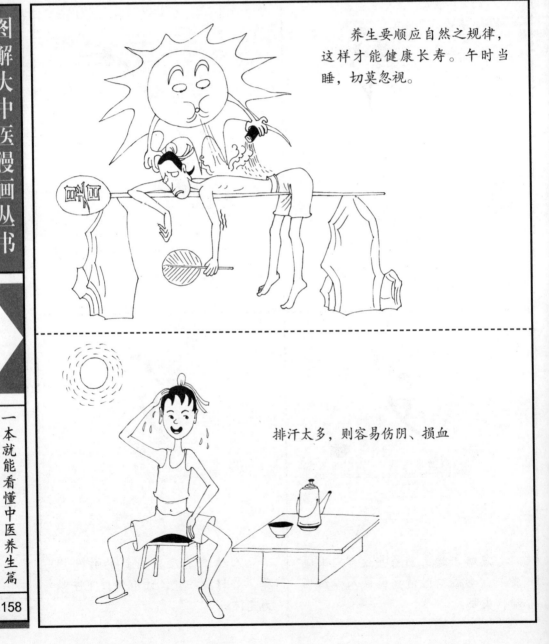

养生要顺应自然之规律，这样才能健康长寿。午时当睡，切莫忽视。

排汗太多，则容易伤阴、损血

小憩养神，补充气血

午睡有讲究。"子时大睡，午时小憩"的说法由来已久。"子"即子时，正值半夜，夜深人静，此时人已进入深度睡眠。"午"即午时，属于白天，人们只需稍作休息便可。午睡时间虽然很短，却和大睡作用一样。午睡不但可以增强体力、消除疲劳、提高午后的工作效率，同时还具有增强机体防护功能的作用。

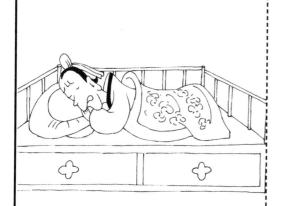

子时，正值半夜，夜深人静，此时人已进入深度睡眠，睡觉时间长。

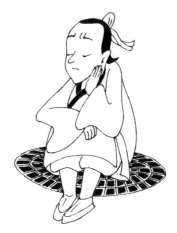

午时，人只需小睡片刻即可，作用和"大睡"一样，可养精蓄锐、消除疲劳。

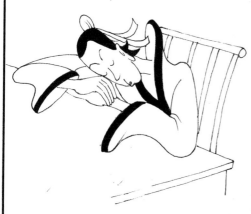

趴着睡容易压迫经脉和神经，血液流通受影响，导致大脑缺血缺氧，醒后会出现头昏、乏力等症状。

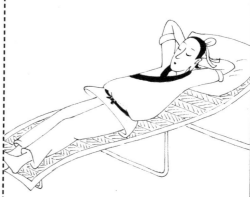

以手当枕容易造成肌肉牵拉，引发横隔膜移位，肺呼吸受阻，容易引发食管和呼吸道疾病。

午睡、午餐有讲究

　　午餐是一天中最重要的一餐，它提供的能量占一个人全天消耗能量的40%。所以我们要吃好。但是如何才能做到午餐吃好呢？合理安排好时间。午餐和午睡时间最好调整过来，即先午睡后吃饭。

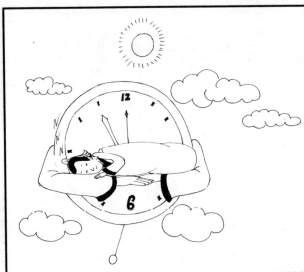

　　从阴阳调和的角度来讲，早上起床到上午11点，这段时间体内的阳气不断上升，11点时达到全盛。11点之后阳气开始减弱，阴气在滋生。人经过一上午的劳作，很容易进入睡眠状态，小睡一会儿，可让身体能量得到最大程度的补充。

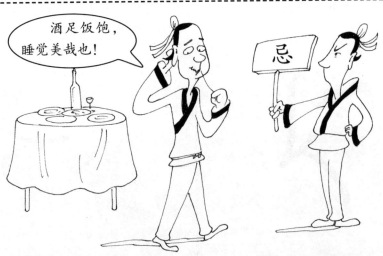

　　有很多人，都是一吃完饭就午睡，胃里的食物还没有被消化掉，需要大量的血液供给，血液汇集在胃部，导致脑部供血不足，睡醒后容易感到头晕不适，也有可能因大脑局部供血不足而导致中风。同时也会影响胃的消化，不利于食物的吸收，容易导致消化不良或引发胃病。

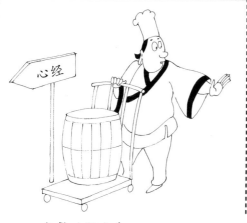

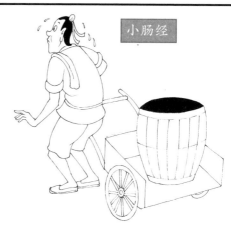

小肠经

心经

午餐时间宜在12：30—13：00。此时心经工作，而下午1点开始，小肠经就工作了。午餐一吃完，食物正好经过脾胃到达小肠，由小肠来继续吸收，消化和分解。那个时候，气血流注小肠经，小肠经吸收的食物能完全得到消化，精华部分被送到人体五脏六腑，糟粕刚被过滤掉，排出体外。

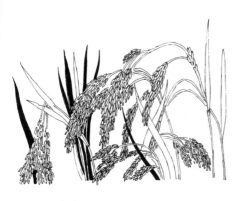

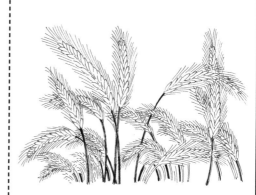

午餐要做到低油、低盐、低糖及高纤维。主食以米饭或面食为主，应在150～200克，以满足人体对无机盐和维生素的需要。多吃些蔬菜（200～250克）及适量肉类、蛋类、鱼类食物（50～100克）。这样营养能得到保证，又益于健康。

心脏的分工

　　"心者，君主之官也，神明出焉。"这句话的意思是说，心主管人的精神意志，是统率所有脏腑，协调全身的君主，可谓"牵一发而动全身"。所以保养好心脏至关重要。

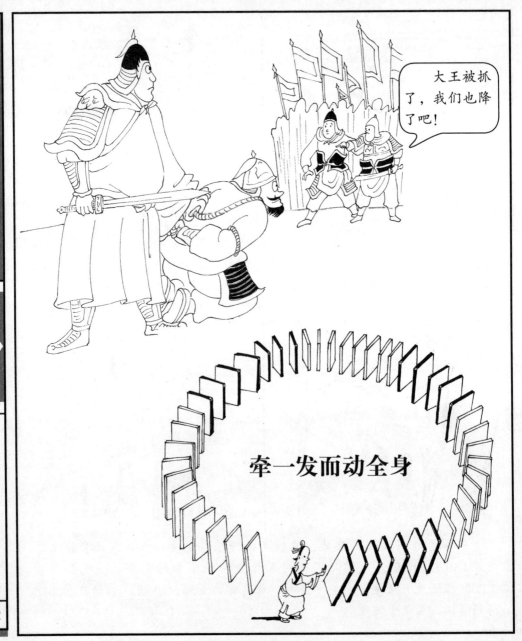

以静养心的大智慧

　　《黄帝内经》有"精神内守，病安从来"的说法。意思是说，平时保持精神安定，心境平和，疾病就没有可乘之机。强调的就是"以静养心"的大智慧。

　　中医讲究"静以养神"，领兵打战讲究"以静制动""以不变应万变"。养心也是一样，保持平静的心态，可以缓解病情和预防疾病的发生。

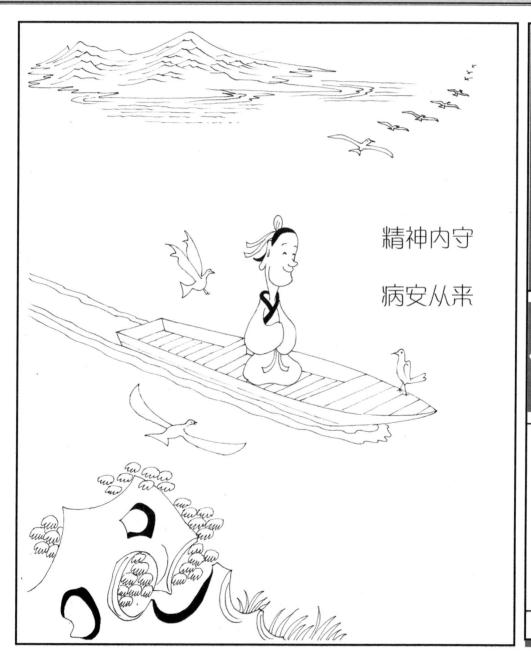

精神内守

病安从来

常钓鱼可修身养性

名医李时珍认为，钓鱼不仅是一项十分有益于身心健康的活动，而且还可以将它作为一种医疗方法来治病，因为它有解乏、清肺、养性、顺气、增加食欲的功效。因此，钓鱼是一项非常值得提倡的健身活动，对于时间比较充足的中老年人来说，更是个不错的保养身心的好办法。但是钓鱼也有一些事项要注意。

选择水质清净、草木旺盛的地方钓鱼，从水草中散发出氧气、负离子、杀菌素和芳香物质，有利于改善人体心肺功能。

姿势宜多变换，静坐或者站立，动静结合，既可以清心醒脑，又可以舒筋活络，增强体质。

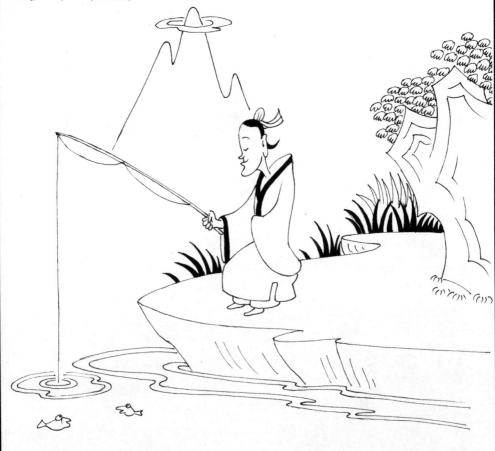

选择视野较开阔的河湖钓鱼，这样可一边钓鱼一边欣赏大自然的美景，使身心能得到最大的放松。

选择晴朗的天气去钓鱼，这样可以沐浴阳光，使全身温暖，血管扩张，促进新陈代谢，增强体质。

抚琴养心

古代圣贤用抚琴来养心。在遭遇变故时，穷困时就独善其身，不失操守。此时可"操"好似鸿雁的声音；得志时就济善天下，无不通畅，以此称为"畅"。

在澄净的池沼边，近在窗前，或近在竹林边，适宜对着它们弹琴，微风吹拂，游鱼也出来倾听，其乐融融。

弹琴者，如果志静心正，听音乐的人就容易分辨乐声；如果心乱神浊，听的人也就难以辨别了。

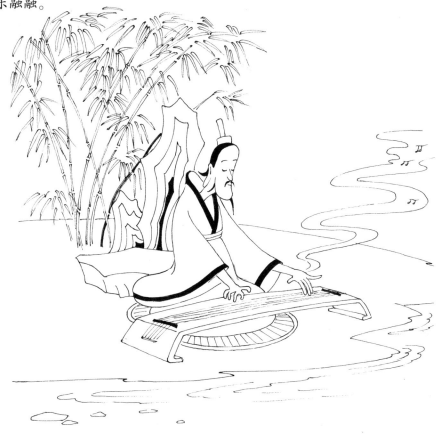

弹琴的方法一定要简静。"静"不是指人静，而是指手静。手指振动称为"渲"，简要轻稳才称作"静"。两手依附，如同双鸾同舞、两凤同翔一样，来来往往，拨动琴弦发出声音，不必在声音之外再摇动手指，这样才能使声音纯正，和谐，舒畅，方可弹得妙善。

人心如水，常静而澄明

　　人心如水，常静而澄明。人若能做到这一点，才能保护身体的元阳之气，可以抵御百病。若让俗念扰乱了心境，就会使人心神飞驰于外，元气就会在体内耗散，体内气血混乱了，病邪便乘虚直入。

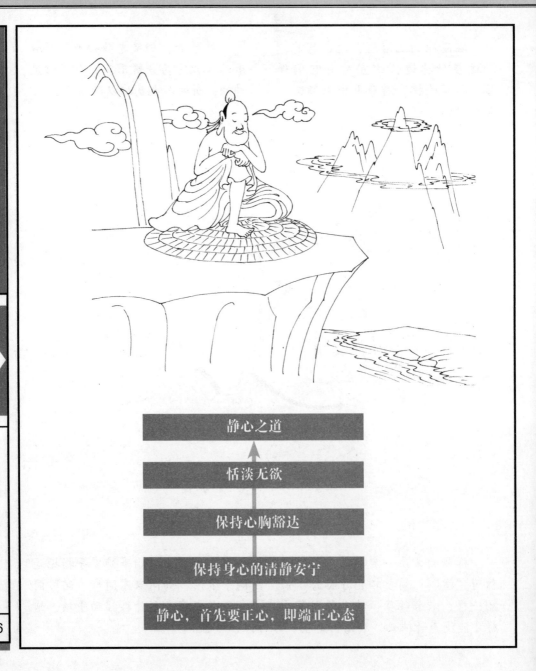

静心之道

恬淡无欲

保持心胸豁达

保持身心的清静安宁

静心，首先要正心，即端正心态

病由心生，心病还需心药医

我们常说"病由心生"，很多病的根源在于心。除了平时多加锻炼，饮食调理外，保持心态的平和更为重要。毕竟"心病还需心药医"。

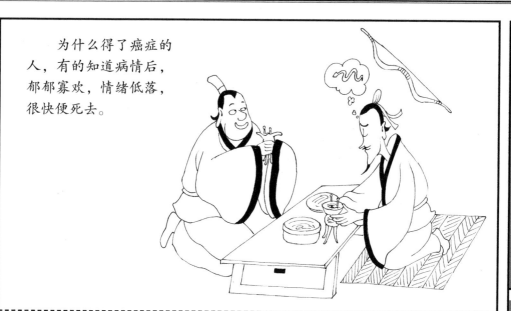

为什么得了癌症的人，有的知道病情后，郁郁寡欢，情绪低落，很快便死去。

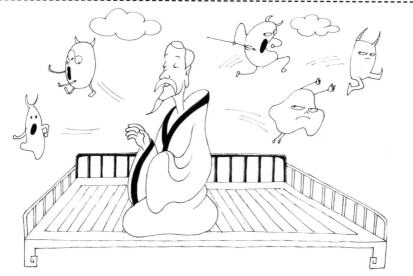

相反，有的人知道自己时日不多，反而以平静豁达的心态去面对每一天，结果不但没有死去，还活了很长时间，就是这个道理。

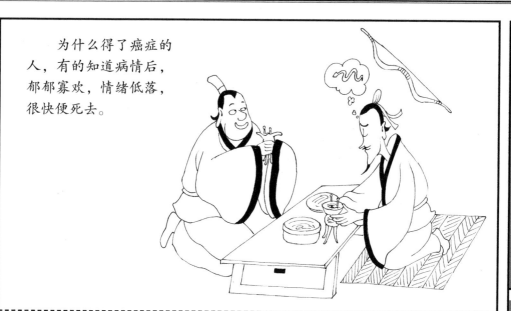

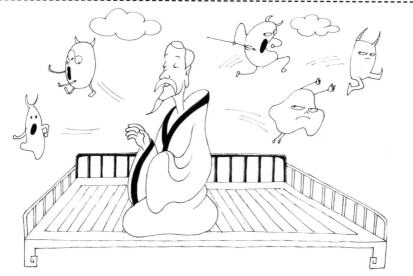

图解大中医漫画丛书

十二时辰养生

调理心经可治疗抑郁症

《黄帝内经》有言："心主神明。"神明是什么？就是指精神。精神出现问题，则与心经有关。如果心气和顺，那么人就会精气充沛，神采飞扬；若心气不顺，人就容易抑郁、消极。

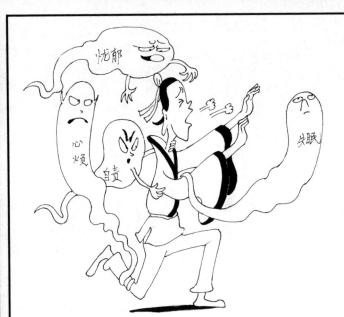

抑郁症是一种常见的精神疾病，病人常表现为情绪低落、消极悲观、思维迟钝、自责、健忘、失眠，常怀疑自己患有各种疾病，感到全身多处不适，严重者可出现轻生的念头和行为。抑郁症的出现常常与精神压力有关。

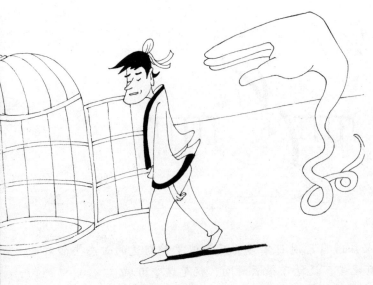

逃避并不能从根本上解决问题，出现抑郁了，一定要正视它。既然抑郁多与情绪有关，调理情绪则需要借助心经来帮忙。

打开调节心气的重要"开关"

　　心经上面有一个重要的穴位，叫神门穴，它既是手少阴心经上的腧穴，也是原穴，经络气血多聚于此。这个穴位相当于调节心气的一个重要"开关"，将这道"开关"打开了，不仅能打通心经，还能调理心脏的气血。心经通畅，气血充足了，心情就好了，抑郁消极的情绪也就不见了。

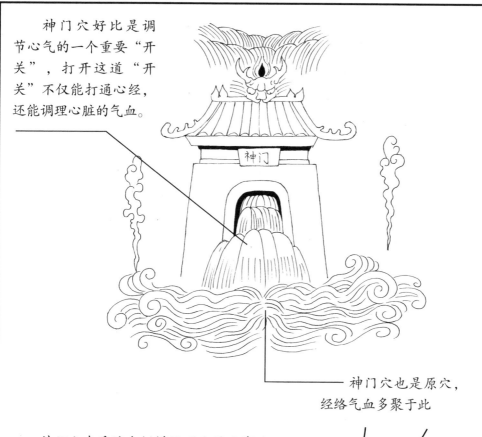

　　神门穴好比是调节心气的一个重要"开关"，打开这道"开关"不仅能打通心经，还能调理心脏的气血。

神门穴也是原穴，经络气血多聚于此

神门

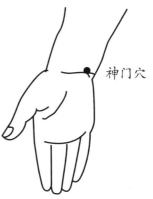

神门穴

　　神门穴在手腕内侧横纹下方的小窝处，将手臂弯曲，手掌朝上，手掌小鱼际侧端有一个小圆骨，圆骨后面有一条筋，这条筋与手腕横纹处的交点处就是神门穴。

　　以拇指指腹按揉神门穴，时间约5分钟。每天做1次或2次，最好是中午心经当令的时候操作，不仅能调节心神，赶走抑郁，还有助于促进睡眠。

察颜观色，知心病

　　中医认为："有诸内，必形于外。"体内发生的病变，必然会反映到体表。"心主神明"，其华在于面。所以通过对面部及五官的观察，可以知心病。捕捉到心脏病病人在脸上露出的蛛丝马迹，有助于早期发现疾病先兆，使疾病得到早期治疗。

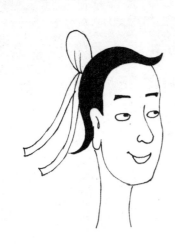

健康人面部通常是白里自然透着红，有光泽。

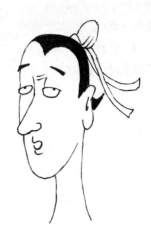

脸色呈暗紫，可能与慢性心力衰竭和晚期肺源性心脏病有关。

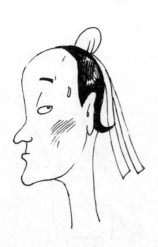

颧骨部暗红可能是风湿性心脏病的征兆。

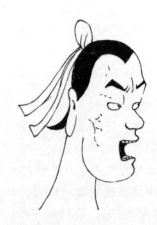

脸上布满红血丝，说明这个人血液循环系统不好。

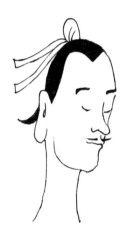

正常的耳朵前面没有皱褶。

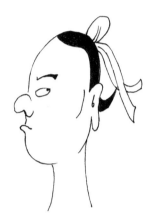

耳朵前有一条连贯的褶皱，表示冠状动脉正在硬化或已硬化了。

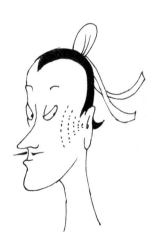

经常感觉耳痛、耳鸣，是早期心脏病产生的征兆之一。

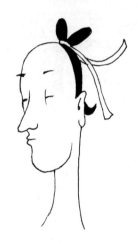

正常人的鼻子。

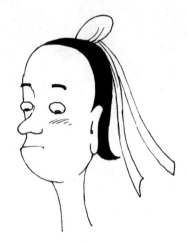

两眼间的鼻梁根处有横纹，表示体内心律失常或心脏不太好。

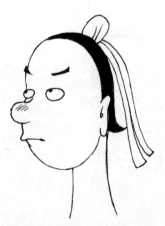

鼻头发红、发肿是人体内心缘维肪过多或心脏病加重的表现。

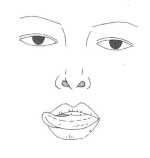

健康人的舌头是粉红色的。

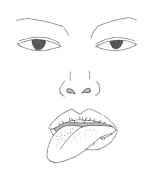

舌头发白，上面有小红点，可能有心肌炎。

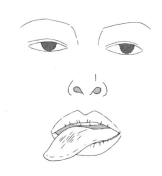

舌头上有较深的竖纹，往往也预示着心脏病的降临。

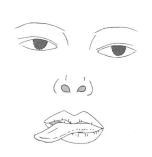

舌头发暗发紫，表示血液循环不好，心脑血管可能有问题。

心与诸脉

心合于脉，人体内很多脉络与心紧密相连，这些脉络出现了问题，会影响到心脏健康。反之，一些脉络出现的症状可以帮助我们判断心脏是否有疾病，有助于及早防治。

手臂内侧有疼痛、麻胀或出现咽喉干燥、胸闷、心痛的症状，则可能是心脏有问题。

肺经有问题，体内气血运行就不通畅，血液循环不好，就容易引发心脏方面的疾病，易出现胸口憋闷、心烦等症状。

脾脏功能虚弱，人会感到心慌、心跳加速，情绪变得烦躁不安，心脏还会隐隐作痛。另外，脾气不能摄血，则血流不畅，影响血液循环，导致心脏功能也受影响。

胃经有问题，人就会心慌、心跳加速、"怦怦"乱跳，胃寒胃热也会传导到心脏，引发心热。

肾精不足或衰竭，容易出现心律失常的现象，像心脏期前收缩和间歇，发生时常伴有心悸或心跳暂停感。经常性的心脏期前收缩使心脏排血量降低，可引起乏力、头晕及胸闷，并可使原有的心绞痛或心力衰竭加重。

心包是包裹在心脏外面的一层薄膜，心包经是连接心包和心脏的重要经络。心脏疾病最先通过心包经表现出来，病人常感觉胸闷，心烦，恶心。常按摩、锻炼心包经可预防心脏病。

心与四时、五行、五色等的关系

血具有很强的营养和滋润作用。血液在脉中运行，内至脏腑，外达皮肉筋骨，对全身各脏腑组织器官起着营养和滋润作用，以维持正常的生理功能。

	心	宜 忌
四时	夏	夏季万物生长繁盛，天地间阴阳之气相互交接，植物开花结果。人们应当晚睡早起，保持心情愉快，使体内的阳气向外发散
五行	火	心与火同类。火给人的感觉是炎热，而心脏在主管人体内的物质燃烧，也是人体热能量的收集和调配中心，所以人们以心拥有的配热功能，将它归属为"火"。夏天易出现心火过盛，要注意降心火
五味	赤	赤色应于心，常吃经色食物如胡萝卜、西红柿、红豆等，能补血、利尿、活血化瘀，对于保养心脏十分有益
五色	苦	心喜苦，苦味入心。常吃苦菜、苦瓜等苦味食物能泄心火、除心燥，能滋阴，具有除湿和利尿的作用
五体	心	心合脉。心主血，血行脉中，故合于脉。心脏功能是否正常可以通过脉络来判断，保养好心脏要注意调理各大经脉
五志	喜	喜伤心。心主神志，正常的喜乐使精神愉快，心气舒畅。若喜乐过度，会使心气弛缓，精神涣散，而产生喜笑不休、心悸、失眠等症
五谷	麦	麦合于心。常吃小麦能养心

手少阴心经循行线路

　　心经发于心中，一支内行主干向下穿过膈肌，连接小肠；另一支也是主要的一支，穿过心肺，到达腋下，沿手臂内侧，至肘中，经掌后锐骨端，进入掌中，沿小指桡侧至末端。极泉穴、少海穴、神门穴是手少阴心经上重要的穴位，日常生活中经常按揉这些穴可达到安神养心的功效。

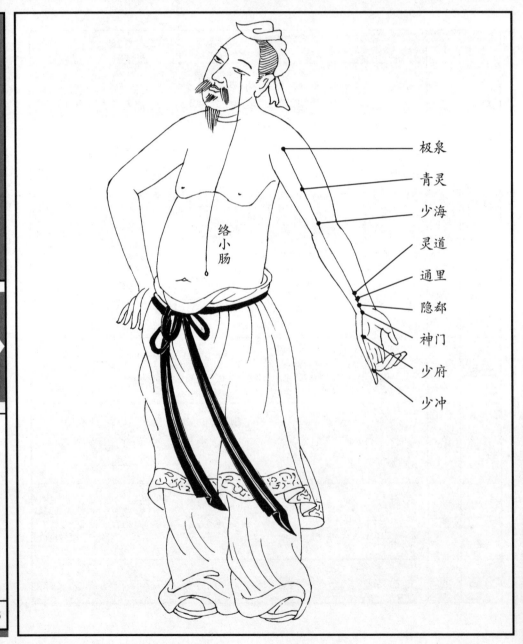

手少阴心经锻炼有法

《养性延命录》载："静以养神，动以练形，能动能静，可以长生。"养心，除了静养之外，还要配以适当的锻炼，这样才能"神形兼备"。我们可以通过按揉手少阴心经上的一些穴位来达到养心祛病的目的。

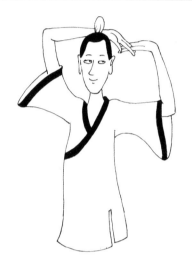

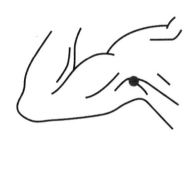

极泉穴

极泉穴位于腋下。只要将手肘弯曲，置后枕，在腋窝中部有动脉搏动处就是了。其操作方法是用拇指指端用力按揉该穴位3~5分钟，再换另一侧。经常按揉此穴位可以舒经活络，调理心气，能缓解心痛、胸闷、口干等症状，还可预防冠心病、肺心病。

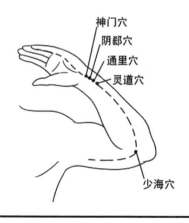

神门穴
阴郗穴
通里穴
灵道穴

少海穴

少海穴

少海穴有另外一个名字叫曲节穴，在手臂内侧可找到。屈肘，手肘内侧横纹与肱骨内上髁连线的中点处就是。操作方法：用一只手稍用力按揉此处，3分钟之后再换另一只手。按摩这个穴位对于治疗心痛、手臂麻颤、腋胁痛、健忘失眠等症状有很好疗效。

除了按揉穴位，推拿心经效果也不错。心经在中指末节螺纹面，将中指面呈顺时针方向旋转推动为补，中指端向指根方向直线推动则为泻心火。此法可以治疗口腔溃疡、心躁烦热、心血不足等。

补心经

伸出中指，由指端向指根顺时针方向旋转推动。此推法可以滋补心脏，安心神。

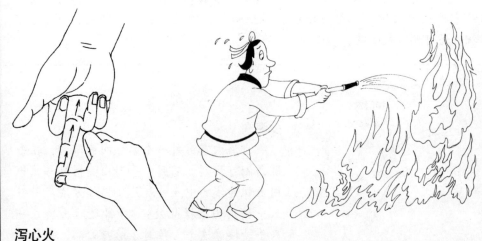

泻心火

伸出中指，由指端向指根直线推动，可以泻心火，治疗口腔溃疡，心躁烦热，心血不足等病。

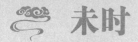

未时

手太阳小肠经当令

未时又称日昳、日央。就是我们常说的日头偏西了，如一年之中的初秋，经过阳光的照射，万物吸到天地精华，长成了有滋有味的果实。

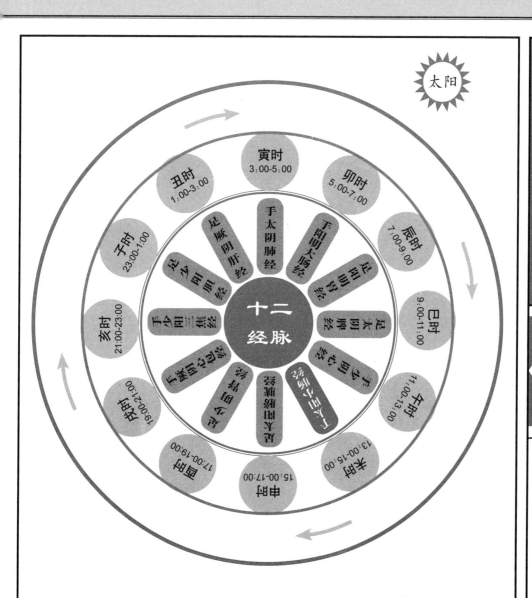

未时，小肠经吸收被脾胃腐熟后的食物精华，然后把它分配给各个脏器。依此表明午餐要吃好的重要性了。

日走偏时，小肠经当令，吸收精华

未时是下午1—3点，此时日已渐渐偏西。未时与十二生肖中的羊所对应。羊有一个特点，就是喜欢在日之时吃草。因为此时小肠经工作，肠道消化吸收食物能力强。其实人和羊一样，午餐吃进去的食物，经过脾胃的初步消化后，还需小肠进行"深加工"。

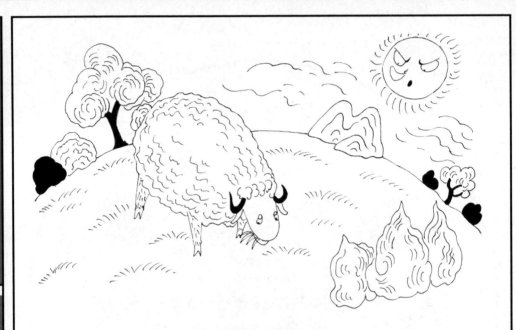

人和羊一样，午餐吃进去的食物，经过脾胃的初步消化后，还需小肠进行"深加工"。

《黄帝内经》讲："小肠者，受盛之官，化物出焉。"意思是说小肠是接受、消化、吸收营养物质的器官，主要作用就是将食物中的精华部分分辨出来，转换成能量，再分配给人体的其他各个器官。

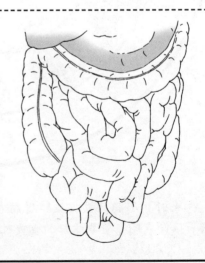

消化器官各自的工作职责

　　小肠和脾、胃虽然都属消化器官，但是分工有所不同，都有各自的工作职责。就像是食品加工厂里的流水生产线一样，原料经过好几道工序加工才能成为食品。

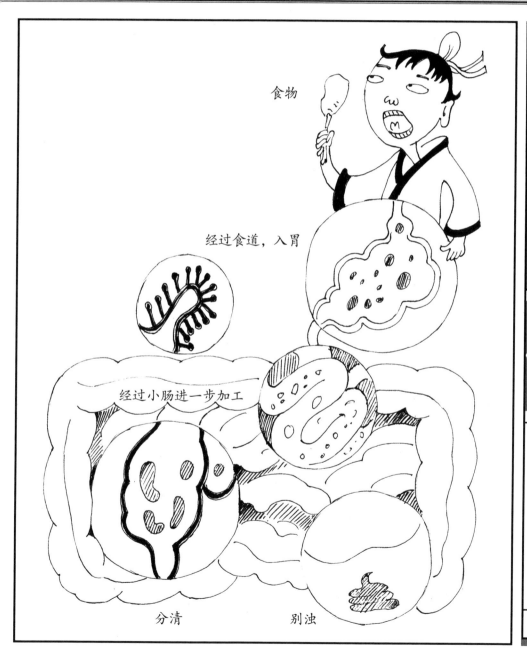

食物

经过食道，入胃

经过小肠进一步加工

分清　　　　　别浊

早餐吃好，午餐吃饱，晚餐吃少

未时（13：00－15：00）是小肠经工作的时间，此时气血流注小肠经，小肠消化吸收、泌别清浊的能力最强。午餐吃得好不好非常关键。"早餐吃好，午餐吃饱，晚餐吃少"。

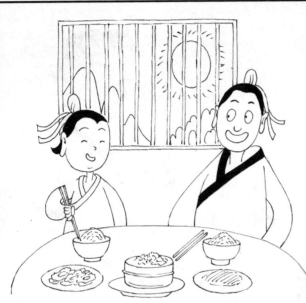

午餐吃得好，小肠才能得到足够的营养补给，气血才会足。小肠经出于心脏，与心经相表里，它的气血足，心脏的供血能力也就强。气血通畅，人就精神百倍。

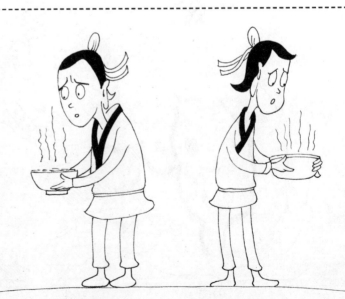

反之，则很容易影响到全身的气血供应，加重心脏和心经的负担。长期不注意午餐营养，小肠经气血不足，人体汲取不到充足的营养，就容易造成体质下降，各类疾病就容易找上门来了。

养生先养肠

　　《黄帝内经》将五脏六腑中的小肠封为"受盛之官"，主要职能就是接受由胃传来的食物，进一步消化并分辨浊清。若肠道出了问题，分辨清浊的能力就会下降，体内的废物就无法及时排出体内，百病便容易乘机滋生。由此可知，中医常说的"养生先养肠"是很有道理的。

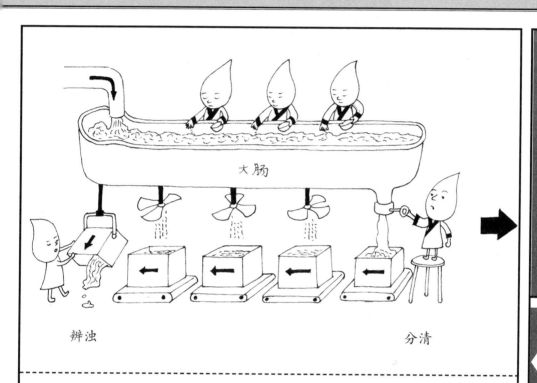

大肠

辨浊　　　　　　　　　　　　　　分清

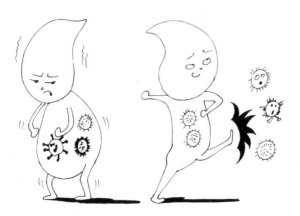

　　若肠道出了问题，分辨清浊的能力就会下降，体内的废物就无法及时排出体内，百病便容易乘机滋生。

　　吃好午餐才能保证小肠发挥更好的作用，从而为人们的健康保驾护航。

十二时辰养生

最常见的肠道问题：便秘

便秘是指由于粪便在肠内停留过久，以致大便次数减少、大便干结、排便困难或不尽。一般两天以上没有排便，则说明可能是便秘了。"便秘是百病之源"，如出现上述症状，那就要赶紧治疗，否则后患无穷。

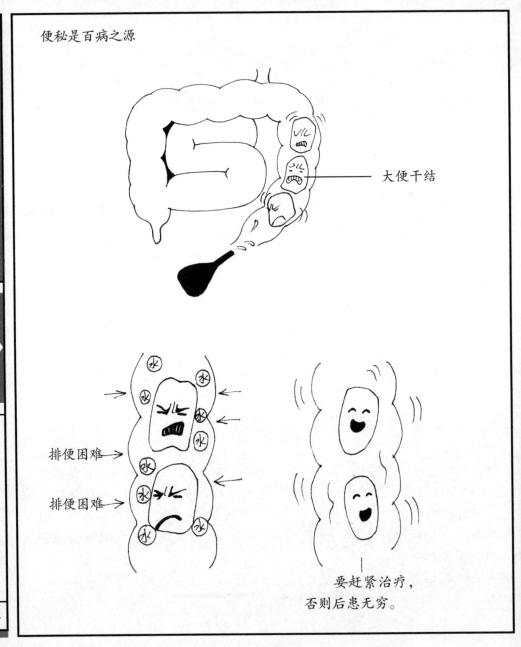

便秘的危害，免疫力下降

肠道是人体最大的免疫器官，70%的淋巴都分布于此。也就是说，70%的免疫力集中在我们肠道内。长期便秘必然破坏人体免疫系统，降低人体免疫力。正如以下这些现象都是免疫力弱的表现，都有可能因为便秘所导致的。

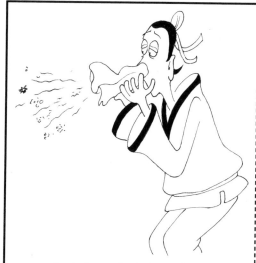

有些人经常反复地感冒，吃药、打针都不见效；

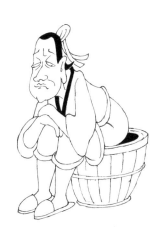

有的人肠胃常常闹毛病，吃东西容易拉肚子；

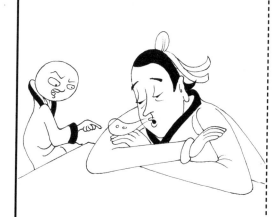

有的人动不动就觉得累，犯困；

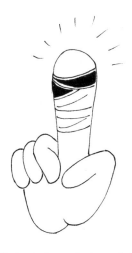

有的人不小心弄破了手指，伤口好久都没能愈合等。

便秘的危害，容易引起血液中毒

人体肠道内的有害细菌和毒素就无法及时排出体外，滞留在肠道里面，容易被肠壁毛细血管吸收，融于血液。被污染血液输送到其他地方，容易引起其他部位的疾病。

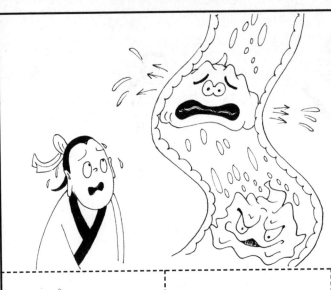

人体肠道内的有害细菌和毒素，滞留在肠道里面，容易被肠壁毛细血管吸收，融于血液。

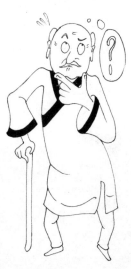

有毒血液进入脑部，损害中枢神经，易诱发中老年人痴呆症；

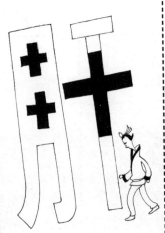

到达肝部，加速肝硬化，导致肝癌；

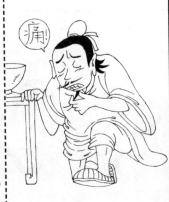

流经心脏，则易出现心绞痛和心肌梗死等。

便秘的危害，严重损害容貌和形象

宿便绝对是皮肤的头号"克星"。因为肠道中的毒素堆积，可导致皮肤粗糙无光泽，形成色斑和暗疮，长此以往，人很容易衰老。还有一些体臭和口臭等问题，也是宿便在作怪。

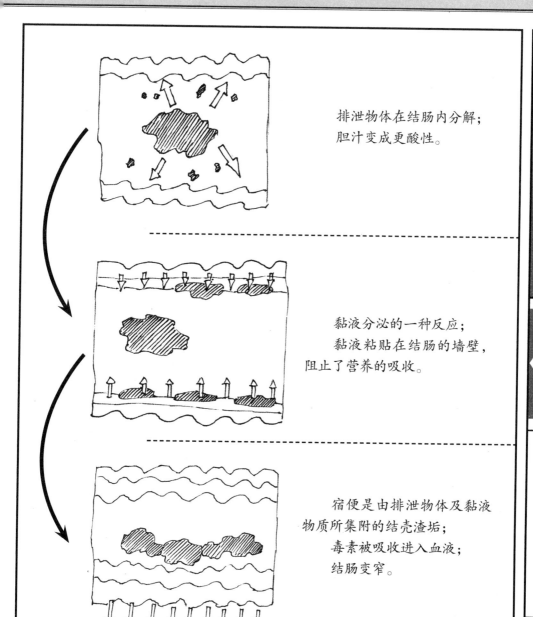

排泄物体在结肠内分解；
胆汁变成更酸性。

黏液分泌的一种反应；
黏液粘贴在结肠的墙壁，
阻止了营养的吸收。

宿便是由排泄物体及黏液
物质所集附的结壳渣垢；
毒素被吸收进入血液；
结肠变窄。

肠道不适，百病丛生

养好肠道，当务之急就是解决便秘。要从根本上解决问题，必须要养成良好的生活习惯。

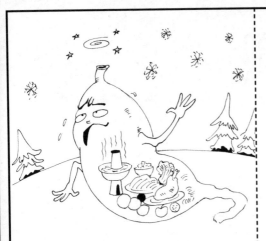

要规律饮食，定时定量，千万不要暴饮暴食；

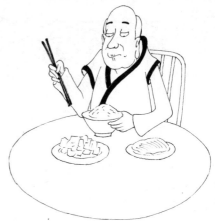

饮食讲究卫生，少吃刺激性食品，吃饭时细嚼慢咽；

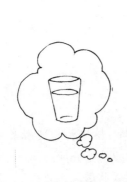

适当多饮水，每天早晨空腹饮1杯温开水或蜂蜜水；

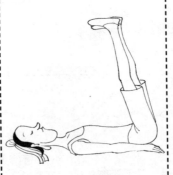

多进行腹肌锻炼，增强腹肌的力量和促进肠蠕动能力；

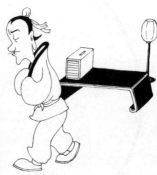

保持精神愉快，精神紧张、焦虑不安等不良情绪可导致或加重便秘。

治疗便秘小偏方

常言道："肠道不适，百病丛生"。在此向大家介绍两个治疗便秘的小偏方。一个方法是每天早晨空腹饮一汤匙陈醋。另一个方法是起床小便后喝1杯凉开水。

每天早晨空腹饮一汤匙陈醋。当排便慢慢正常后，醋的量可以减少，但一般不少于半匙。除了早晨空腹服醋以外，便秘者也可在每餐汤菜中放一汤匙陈醋，同样能治便秘。

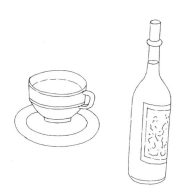

性温味酸，含有丰富的氨基酸和大量具有促进消化功能的酶类，可生津开胃，助消化，能杀菌，可以促进肠道蠕动，维持肠道内环境的菌群平衡，对治疗习惯性便秘效果显著，且没有不良反应。

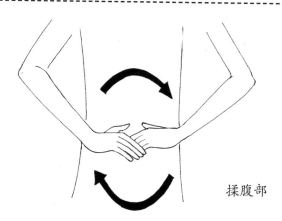

揉腹部

起床小便后喝1杯凉开水。站立，放松身体，保持两脚与肩同宽，两手掌相叠，沿顺时针方向从下腹部按摩上提至右季肋部，再推向左季肋部，再推向左下腹，最后推回右下腹。这样反复按摩30~50遍。

小肠经病变有可能影响耳朵健康

　　耳朵的健康与否，与小肠经息息相关。小肠经从手指外侧的少泽穴开始到耳朵的听宫穴。听宫穴是小肠经一处非常重要的穴位，耳部的很多疾病往往与之相关。

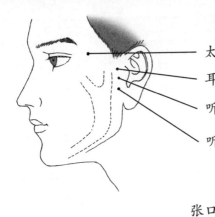

太阳穴
耳门穴
听宫穴
听会穴

　　听宫穴位于耳朵靠面部的位置，耳屏前张口时呈凹陷处，耳珠平行缺口凹陷中，耳门穴的稍下方即是。点揉这个穴位可以治疗耳聋、耳鸣、听力下降等耳部问题。

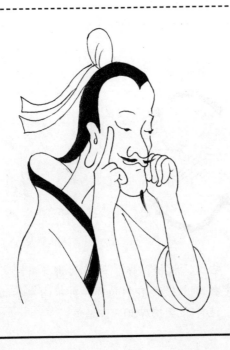

　　将双手示指指尖放在两侧听宫穴上，适当用力揉按1～2分钟。可达到聪耳明目、开窍醒脑的功效。

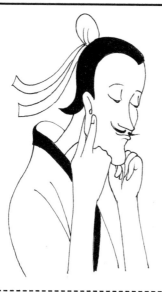

两手擦热，将两耳郭，前后左右各搓3分钟。此法可防治一切耳病。

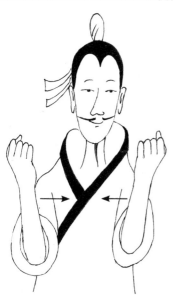

除了按摩小肠经上的主要穴位之外，平时可以多做运动，特别是手部、颈部、头部的运动。因为小肠经正好经过这些部位，充分地锻炼这些部位能舒经活络。小肠经通畅无碍了，耳鸣、耳聋等疾病也就少了。

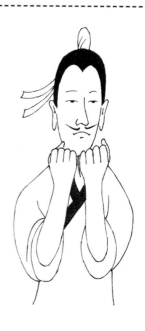

脸红心跳源于心，治在小肠

有的人常在下午两三点时，感觉面部灼热、心跳加速、胸闷气短。为何？《黄帝内经》讲："心之华，荣于面。"脸红心跳，是心脏问题的外在表现。小肠经与心关系密切，它发于心，与心经相表里。心脏有问题，早期往往从小肠经上就可以看出端倪。下午两三点为小肠经当令，治疗脸红心跳以调理小肠经入手。

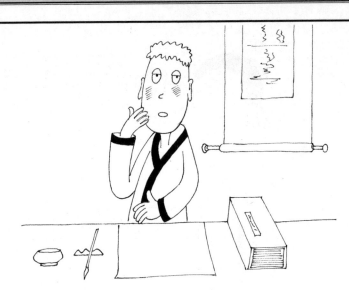

有的人常在下午两三点时，感觉面部灼热、心跳加速、胸闷气短。

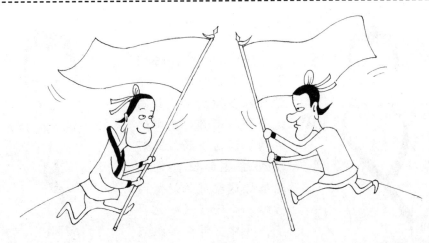

《黄帝内经》讲："心之华，荣于面。"脸红心跳，是心脏问题的外在表现。小肠经与心关系密切，它发于心，与心经相表里。心脏有问题，早期往往从小肠经上就可以看出端倪。

心火过旺，可调理小肠经

像平时情绪过于激动、大喜大悲，或吃了易上火的食物，如油炸、火烤、辛辣的食物，或睡眠不好、经常失眠等，都可以导致心火旺盛。对于这种情况，我们可以通过调理小肠经来疏通经络，将心里的火引导到小肠，再由小肠排出体外，达到降火的目的。

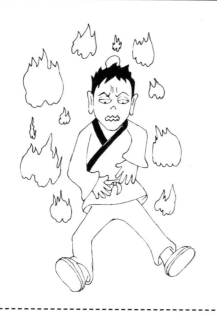

心在五行中对应的是火。心主血脉。心火旺，则血热容易上窜，表现在脸上则是出现异常通红或紫红。

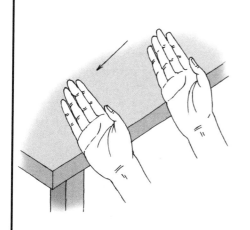

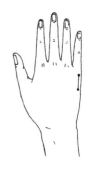

以手为刀，用手掌的侧棱在桌沿处来回滑动或者做切菜的动作。

怎么调理呢？小肠经上有两处重要的穴位，即后溪穴和前谷穴。

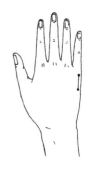

图解大中医漫画丛书

十二时辰养生

防治乳腺增生的要穴：天宗穴

中医将乳腺增生称为"乳癖"，是由于郁怒伤肝、思虑伤脾、气滞血瘀、痰凝成核所致。主要是由于人的情志变化导致体内气血不畅，血淤积于乳房处，引起的疼痛。防治乳腺增生，可从调理穴位入手。小肠经上有一个主治女性疾病的穴——天宗穴。经常按摩可疏经通穴，理气消肿，防治各种乳腺病。

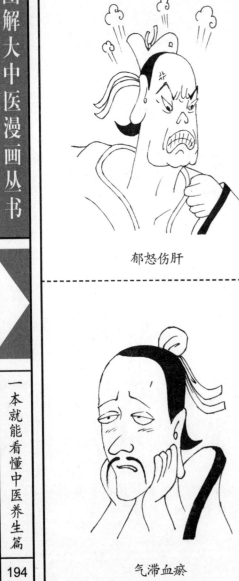

郁怒伤肝

气滞血瘀

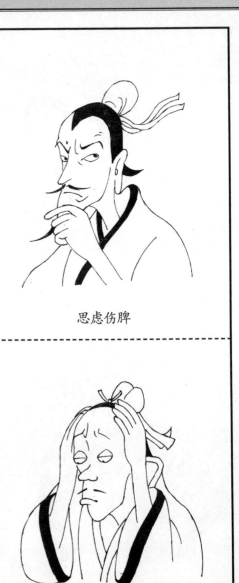

思虑伤脾

痰凝成核

如何防治乳腺增生

乳腺增生对人的心理会产生危害。反之，过度紧张，忧虑悲伤，造成神经衰弱，会加重内分泌失调，促使增生症的加重。所以，心理承受能力差的人更应注意少生气，保持情绪稳定、活泼开朗，即有利于增生症早日康复。女性要做到防治乳腺增生，须注意以下几点。

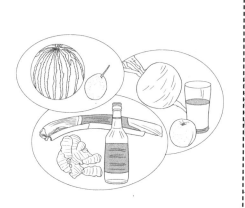

注意饮食习惯，多吃蔬菜水果；粗粮，黑豆、黄豆；核桃、黑芝麻、黑木耳、蘑菇。

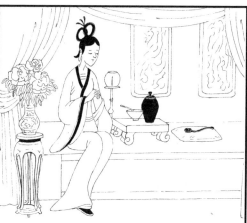

生活要有规律，注意劳逸结合，保持性生活和谐。保持大便通畅会减轻乳腺胀痛。

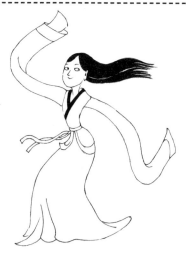

多运动，防止肥胖，提高免疫力。

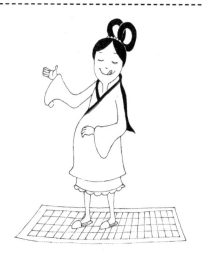

避免做人流手术，产妇尽量用母乳喂奶，防患于未然。

图解大中医漫画丛书

十二时辰养生

195

蝴蝶斑，小肠病

蝴蝶斑又叫黄褐斑，也称为肝斑，是一种常见的皮肤色素沉着现象，多发于女性脸部，尤其好发于育龄期妇女。要想根治蝴蝶斑，要对症下药方有成效。其实，调理小肠经就是防治蝴蝶斑的好方法。

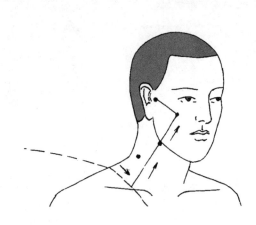

小肠经经过脸部颧骨这个部位，有"斜络于颧"的说法。而蝴蝶斑也多分布于此。

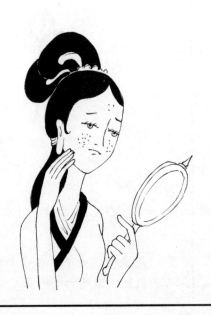

小肠经不通畅或是吸收功能不好，很容易反应于脸上，长斑也就不足为奇了。治疗这种斑，只需要调理小肠经即可。

调理小肠经治疗蝴蝶斑

如果小肠的吸收功能特别差的话，人就会出现眼睛黄、脸颊肿胀的情形，这也需要按摩小肠经来调理。

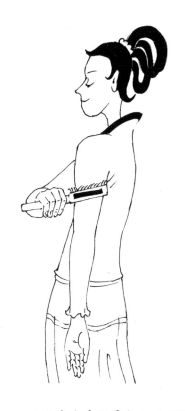

1.从左右肩胛骨由上而下用毛刷做小肠经经线刺激，然后沿经线做局部刺激。反复做10次。

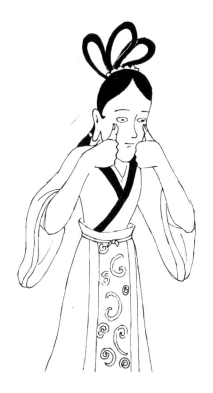

2.用拇指指腹按揉斑点，由内向处打圈，注意不能太用力，以免伤到皮肤。每个斑点处按揉1分钟左右。或者是两掌摩擦发热后，将手掌放于脸上，顺时针按揉。用力适度，速度不要太快。这样能使黑色素向四周扩散、变浅。

饮食调节祛除蝴蝶斑

预防和祛除蝴蝶斑，除了对小肠经加以调理外还要注意饮食调节。

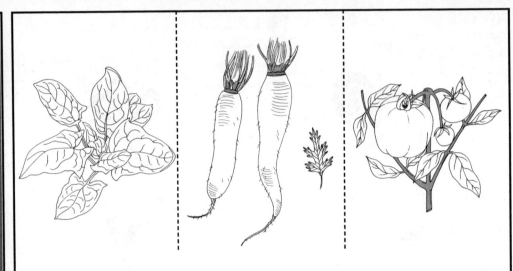

常吃含维生素A、维生素C以及含蛋白质和铁质的食物，如菠菜、胡萝卜、西红柿、核桃、葡萄干、豆类及动物肝、肾等。

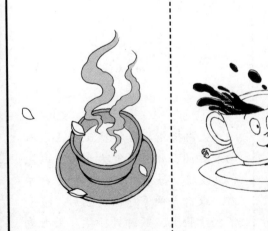

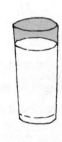

应少食深色食物及少喝饮料，如浓茶、可乐、咖啡和巧克力等。多食牛奶、鸡蛋、豆腐、鱼类等浅色食物，因为它们可以促进体内黑色素排出。

图解大中医漫画丛书

一本就能看懂中医养生篇

　　如果小肠的吸收功能特别差的话，人就会出现眼睛黄、脸颊肿胀的情形，这也需要按摩小肠经来调理。

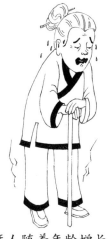

　　老年人随着年龄增长，身体各项功能也正在衰弱退化，此时各种疾病便接踵而至，例如肠道病症。

小肠有消化吸收和辨别清浊的功能。

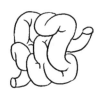

　　老年人由于小肠功能老化，常常会出现食欲下降、食量减少、消化不良等现象。

　　把本该送到膀胱的水分送到大肠，把本该送到大肠的废物送到膀胱，或者干脆让它堆放在小肠里。

　　小肠功能退化，常会引起排泄失常。因为肠道已无法准确地分辨清浊，由此便容易产生腹痛、腹泻、排便困难等问题，让老年人苦不堪言。

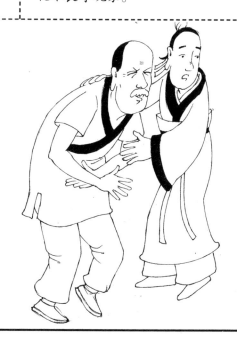

图解大中医漫画丛书

十二时辰养生

199

养老穴，养老法宝

　　人到老年，应该是安于天命，享受天伦之乐的时候，却要受病症的困扰，实在让人怜惜和心痛。那有没有什么办法既可以防治疾病又能延年益寿呢？还真有。小肠经上有一个重要穴位叫养老穴。此穴堪称老年人的养老法宝。

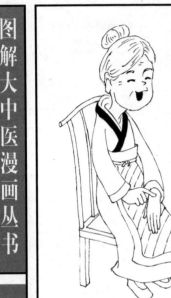

老人经常对养老穴进行按摩、针灸，就如穿棉衣御寒，吃肉食饱肚子一样重要。

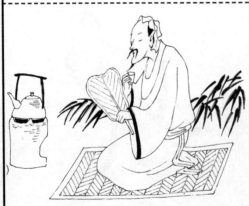

《礼记》云："五十非帛不暖，七十非肉不饱，此穴疗患，针以补之，灸以温之，犹衣帛食肉也，故名'养老'。"

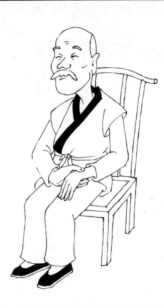

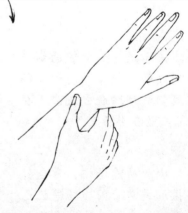

用手拇指指端按、揉、搓3~5分钟，每天1~2次。时间最好是选在下午1—3点。此时小肠经气血最旺，按揉效果最好。

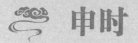

申时

足太阳膀胱经当令

申时（15：00-17：00），日落而猿啼，且伸臂也，譬之气数，将乱则狂作横行，故申属猴。

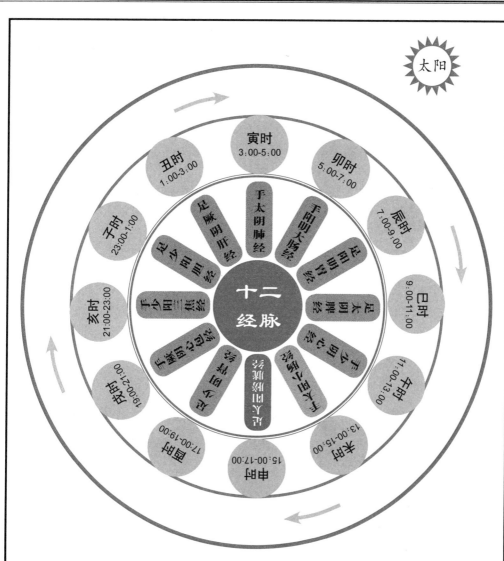

申时是下午3—5点，此时西边的太阳正缓慢地朝着地平线落下，气血便在这条经脉里上下流窜。猴性就如同我们身体的膀胱经，从脑到足小趾，可以从晴明穴直接上下窜于脑部。两者相对应，贴切又生动。

日落而猿啼

　　"申时，日落而猿啼，且伸臂也，譬之气数，将乱则狂作横行，故申属猴。"申时是下午3—5点，此时西边的太阳正缓慢地朝着地平线落下，猴子最喜欢这个时候了。它们活蹦乱跳，不停地穿梭在树枝间，欢快地啼叫着。

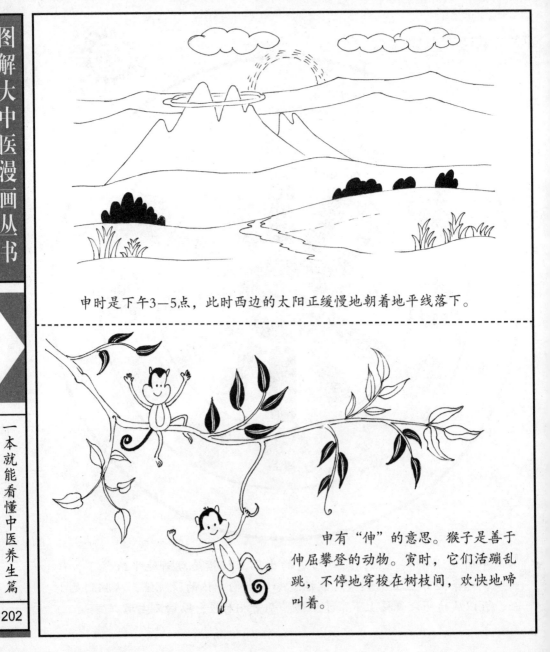

申时是下午3—5点，此时西边的太阳正缓慢地朝着地平线落下。

申有"伸"的意思。猴子是善于伸屈攀登的动物。寅时，它们活蹦乱跳，不停地穿梭在树枝间，欢快地啼叫着。

朝而受业，夕而习复

　　申时是一天中的黄金时期。这时候人体内的膀胱经当令，气血流注膀胱经，人的精力最旺盛，做事效率最高。头脑也非常清晰，判断力很精准。所以重要事情可以在这个时候做出决断。古代讲"朝而受业，夕而习复"。

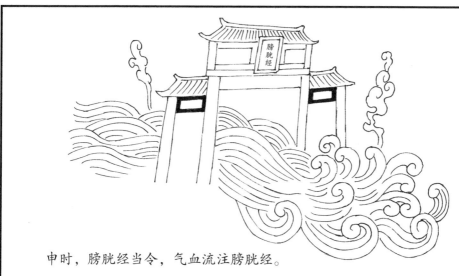

申时，膀胱经当令，气血流注膀胱经。

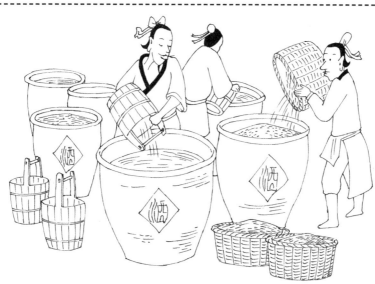

　　申时，人的精力最旺盛，做事效率最高。头脑也非常清晰，判断力很精准。

夕阳西下，膀胱经当令，新陈代谢

　　申时是人体新陈代谢的高峰期。膀胱是人体新陈代谢的主要器官之一，它位于小腹中，《黄帝内经》中把它喻为"州都之官"，主管蒸化水津，贮尿排尿，将人体多余的水分排出体外，就像是"下水管道"。

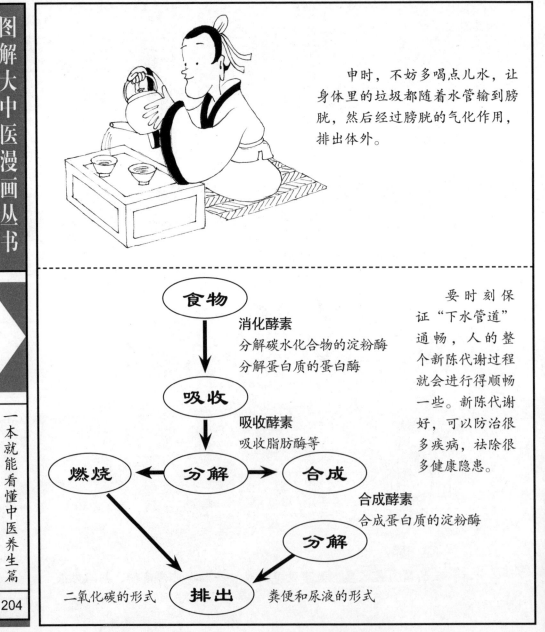

　　申时，不妨多喝点儿水，让身体里的垃圾都随着水管输到膀胱，然后经过膀胱的气化作用，排出体外。

食物

消化酵素
分解碳水化合物的淀粉酶
分解蛋白质的蛋白酶

吸收

吸收酵素
吸收脂肪酶等

燃烧　←　分解　→　合成

合成酵素
合成蛋白质的淀粉酶

分解

排出

二氧化碳的形式　　　粪便和尿液的形式

　　要时刻保证"下水管道"通畅，人的整个新陈代谢过程就会进行得顺畅一些。新陈代谢好，可以防治很多疾病，祛除很多健康隐患。

补充水分，上下顺通，保持青春

对于喝水的时间，也大有讲究。有很多人都知道早上起来要喝一杯温开水。除了早上起来要喝水外，申时也要多喝水。申时喝水，除了可以稀释血液、促进食物的消化外，最重要的一点就是通便利尿，有益于新陈代谢。

申时，膀胱内气血最旺，活动能力最强。午饭吃进去的食物经过消化吸收，正好到达膀胱，此时如果补充水分，增加膀胱内的水流量，那体内的污物垃圾很快就被清理干净了。整个人才能感觉全身通畅，神清气爽。

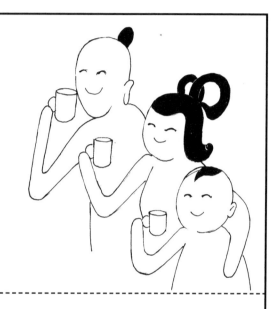

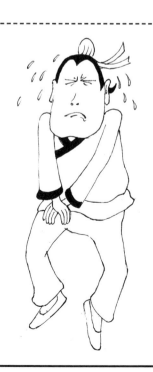

如果不能及时补充水分，膀胱内就会出现垃圾堆积，轻则引起排尿不畅、膀胱炎，重则可导致膀胱结石、膀胱癌等。所以，尤其是下午申时，多喝水对身体健康来讲特别重要，不容小觑。

记忆力下降与膀胱经有关

子曰："温故而知新。""温故"就是加深记忆的过程。记忆力的好坏与膀胱经有关。而年轻人记忆力下降是亚健康的表现。记忆力下降，就表明膀胱经可能出问题了。

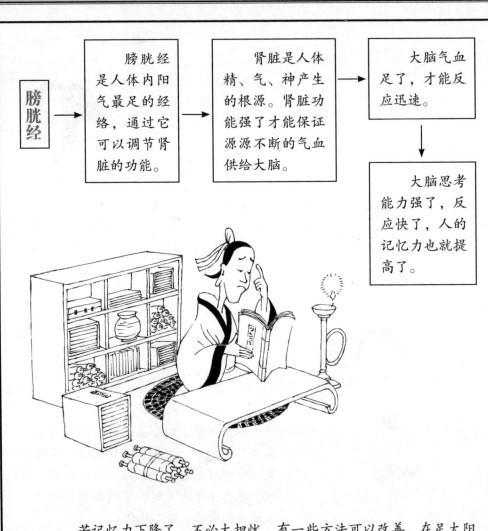

膀胱经 → 膀胱经是人体内阳气最足的经络，通过它可以调节肾脏的功能。 → 肾脏是人体精、气、神产生的根源。肾脏功能强了才能保证源源不断的气血供给大脑。 → 大脑气血足了，才能反应迅速。 → 大脑思考能力强了，反应快了，人的记忆力也就提高了。

若记忆力下降了，不必太担忧。有一些方法可以改善。在足太阳膀胱经上有一个重要的穴位，就是心俞穴。按摩此穴可治疗健忘症，对提高记忆力有好处。此穴属足太阳膀胱经，在背部，当第5胸椎棘突下，左右旁开二指宽处（或左右各约1.5寸）。最好是在申时按摩，效果会更好。

膀胱经是人体的小太阳

膀胱经是十二正经中阳气最足的经络，有人体"小太阳"之称。人体内的阳气主要是通过它来传输。

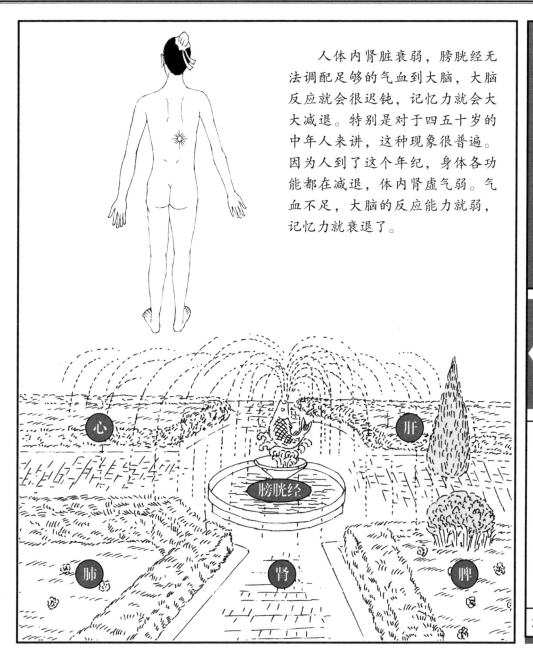

人体内肾脏衰弱，膀胱经无法调配足够的气血到大脑，大脑反应就会很迟钝，记忆力就会大大减退。特别是对于四五十岁的中年人来讲，这种现象很普遍。因为人到了这个年纪，身体各功能都在减退，体内肾虚气弱。气血不足，大脑的反应能力就弱，记忆力就衰退了。

十二时辰养生

膀胱经气血充盈与人的精神状态

中医上有"气血虚弱，神魂无所依"的说法，说明人体内阳气不足，气血虚弱，则看起来无精打采，昏昏欲睡。申时，人的思维应当像猴子一样敏捷。如果感觉疲乏犯困，则是体内阳虚的表现。

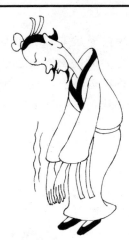

如果体内阳气虚弱，经络又不畅，则人就容易疲劳，无神采，易犯困。

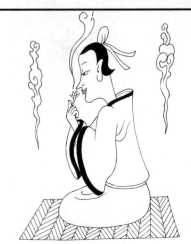

膀胱经里的阳气充足，经络又通畅，则人看起来就神采奕奕，精神百倍。

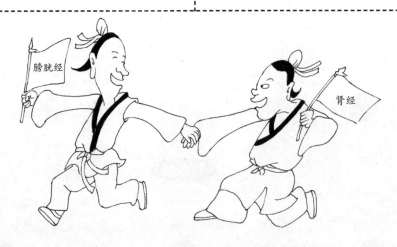

膀胱经与肾经相表里，二者气血相通，功能相连，肾里的阳气是由膀胱经与肾经来共同调节的。一个人的精神状态与心、脑、肾都有关"心主神明"。

申时犯困一定阳虚

　　特别是申时，正是膀胱经工作的时候，此时犯困，则一定是体内阳虚的体现。1.用拳头或者是小保健锤沿着背部和腿部的膀胱经循行线路敲打，先由下往上，再由上往下。此法可以促进膀胱经内气血流通，舒筋活络。

　　2.按摩足底的涌泉穴，此法能提升全身的阳气，强壮肾脏。

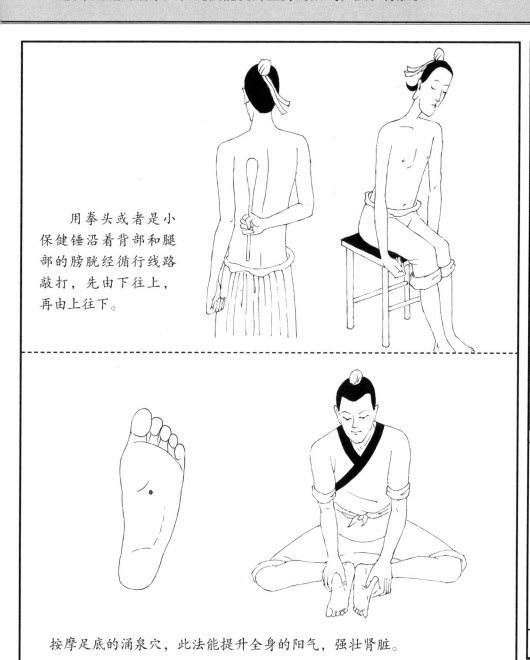

用拳头或者是小保健锤沿着背部和腿部的膀胱经循行线路敲打，先由下往上，再由上往下。

按摩足底的涌泉穴，此法能提升全身的阳气，强壮肾脏。

图解大中医漫画丛书

十二时辰养生

调理膀胱经防治风湿

　　风湿性关节炎是一种十分顽固的病症，引发此病的原因有很多。归根结底，还是由人体内的经络病变所引起。如果膀胱经出现问题，往往容易引发风湿性关节炎。

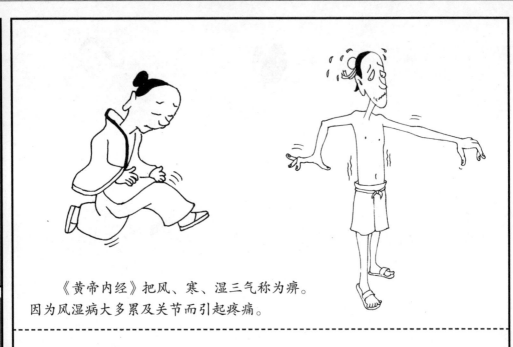

《黄帝内经》把风、寒、湿三气称为痹。因为风湿病大多累及关节而引起疼痛。

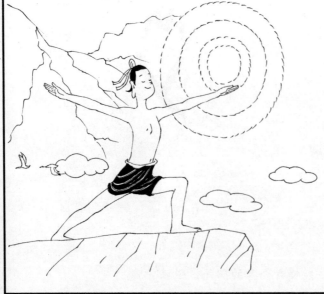

　　膀胱经是体内阳气最足的经络，是人体阳气的仓库，负责源源不断地向身体输送阳气，以保证各"部门"的正常运行。一旦出现问题，阴阳失去平衡，出现偏盛偏衰，受到邪气侵入，风湿病便产生了。

膀胱经病变

膀胱经病变，则易导致体内血液循环不畅，而体内的营养物质大部分随着血液输送到全身，如此，身体的一些部位得不到充足的营养来滋养，则容易导致局部组织的病症，像肌肉萎缩、关节炎症等。血流不畅还易产生痰浊和瘀血。这些痰浊和瘀血容易堆积在一些关节处，引发炎症。

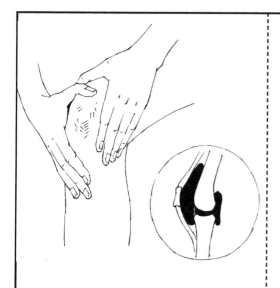

肌肉萎缩、关节炎症

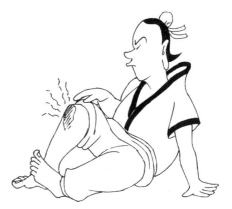

痰浊和瘀血容易堆积在一些关节处，引发炎症。

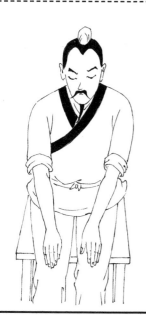

对风湿部位进行推拿，可改善风湿部位的血液循环状况。

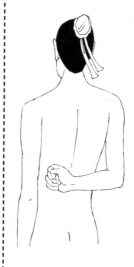

沿着背部膀胱经的线路由上往下敲打，可以舒筋活络，活血化瘀，去除体内的湿气。

图解大中医漫画丛书

十二时辰养生

211

明目解乏，捏捏天柱穴

膀胱经行走路线极长，上接头，下连足。经过的大大小小穴位也极多。这些穴位都有各自特殊的作用，通过调理它们可以防治很多疾病。膀胱经上有一个重要穴位——天柱穴。此穴有提神醒目、缓解视疲劳的功效，对于长期用眼的人来说，长期按摩此穴，有预防视力下降的效果。

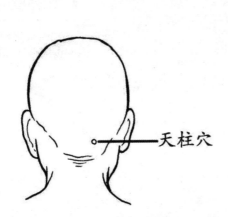

天柱穴位于颈部后面的正中间，在纵向两条肌肉上缘的凹下部分，后发际正中旁开约2厘米处即是。

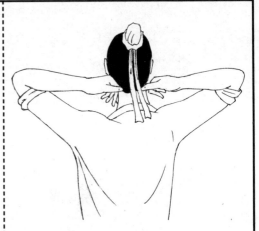

用拇指用力按压左右两侧天柱穴，同时大口吐气。重复此动作5次即可。

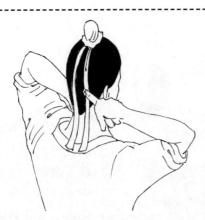

用拇指指肚使劲按压该穴位，注意要抬起下颌，头向后仰，每按压5秒钟，突然加压、松劲。反复做5次。

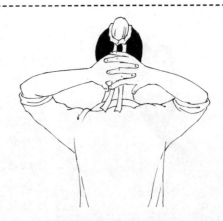

两手摩擦加热，五指交叉于脑后，两掌心放在颈部的左右天柱穴上，向下按压3~5分钟。重复做3次。

足太阳膀胱经循行线路

起始于目内眦（睛明穴），向上达到颈部，左右交会于头顶部（百会穴）。一分支从头顶部分出，到耳上角部。直行的脉从头顶部分别向后行进入颅腔，联络于脑，回出分开下行至项后交会于大椎，再沿肩胛内侧，脊柱两旁，至腰部，进入脊柱两旁的肌肉，深入体腔，联络于肾，属膀胱。本经脉一分支从腰部分出，下行穿过臀部，下行至腘窝中。另一分支从项分出下行，经肩胛内侧，经大腿后侧至腘窝中与前一支脉会合，然后下行穿过腓肠肌，出于足外踝后，沿足背外侧缘至小趾外侧端，交于足少阴肾经。

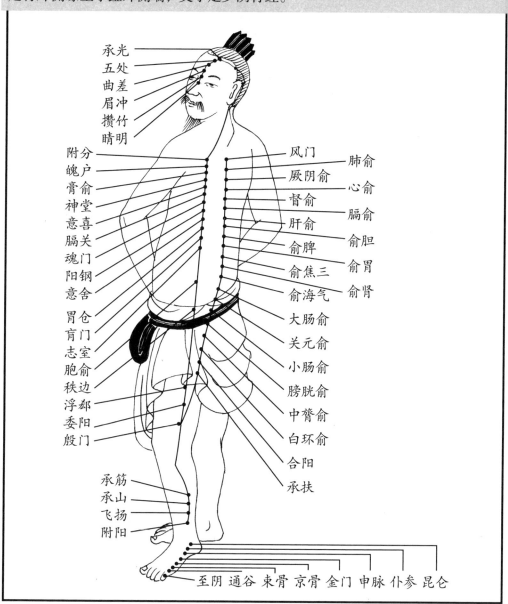

承光
五处
曲差
眉冲
攒竹
睛明

附分
魄户
膏俞
神堂
意喜
膈关
魂门
阳钢
意舍
胃仓
肓门
志室
胞俞
秩边
浮郄
委阳
殷门

承筋
承山
飞扬
附阳

风门
厥阴俞
督俞
肝俞
俞脾
俞焦三
俞海气
大肠俞
关元俞
小肠俞
膀胱俞
中膂俞
白环俞
合阳
承扶

肺俞
心俞
膈俞
俞胆
俞胃
俞肾

至阴 通谷 束骨 京骨 金门 申脉 仆参 昆仑

图解大中医漫画丛书

十二时辰养生

膀胱经锻炼有法

　　膀胱经是人体阳气最足的经脉，是人体阳气的仓库，平日要加强对它的调养，可以防治很多病症。那么要如何调养膀胱经，则不妨从背部和腿部入手。人体的背部是膀胱经的主经之地，这里也是五脏六腑的安身之所。保养好了膀胱经也就保护好了我们的脏腑。最好的锻炼方法就是拍打背部，或按摩委中穴。

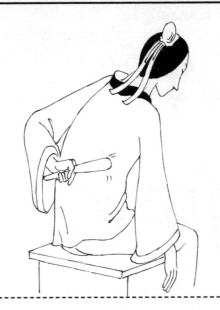

用手或者保健锤沿着背部膀胱经的走向从上至下一路敲打，每次敲打10—15分钟。

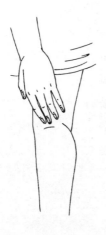

委中穴位于膝关节后的腘横纹中点，当股二头肌腱与半腱肌肌腱的中间。

　　手拇指端按压腿部委中穴，或者是两手摩擦至热，用两手掌面上下来回擦本穴都可以起到刺激委中穴，调理阴阳之气的效果。

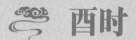

酉时

足少阴肾经当令

酉，字典意为地支的第十位，属鸡。这是怎么来的呢？原来古代天文学家将昼夜分为十二时辰。同时他们在观天象时，依照十二种动物的生活习惯和活动的时辰，确定十二生肖。酉时（17：00—19：00）时，太阳落山了，鸡开始归窝了。故称"酉鸡"。

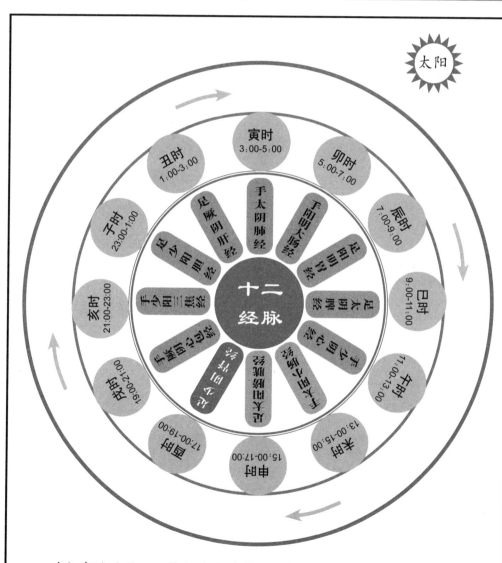

鸡归窝的时候，正值人体内的肾经当令。气血流注肾经，此时正是人体藏精养肾的最好时机。

阳气沉降，肾经当令，贮藏精华

　　酉时又称日入、日落、傍晚。太阳要落山了，鸡该回窝了，正是一年中秋冬收藏精华的季节。而人体内的肾就像仓库一样，封藏先天带来的和后天收藏的精气，并且以后天滋养先天。

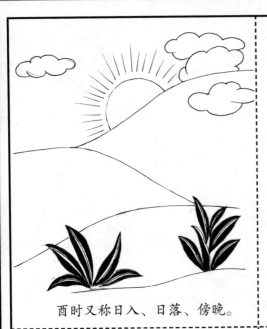

酉时又称日入、日落、傍晚。

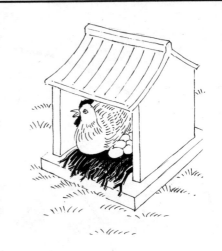

太阳要落山了，鸡该回窝了，正是一年中秋冬收藏精华的季节。

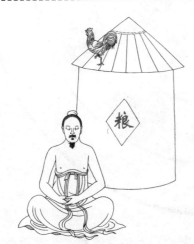

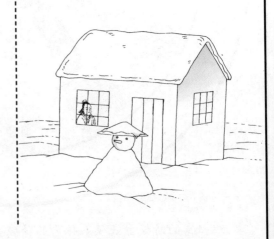

而人体内的肾就像仓库一样，封藏先天带来的和后天收藏的精气，并且以后天滋养先天。

肾的分工

　　《黄帝内经》将肾封为"作强之官"，主管人的智力和技巧，并主藏精。肾为先天之本，也是储藏纳精之所，主管人的生殖和生长发育；肾主水，负责人自身的水液代谢；肾主骨，生髓，髓通于脑，与人的思维能力息息相关；肾主技巧，与人的动作和运动力量有关。

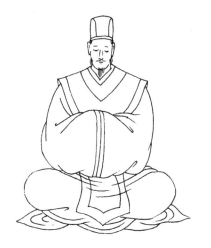

　　《黄帝内经》将它封为"作强之官"，主管人的智力和技巧，并主藏精。

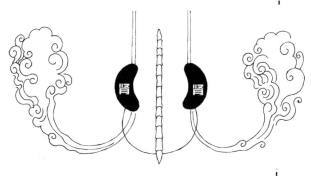

　　肾主水，负责人自身的水液代谢；肾主骨，生髓，髓通于脑，与人的思维能力息息相关；肾主技巧，与人的动作和运动力量有关。

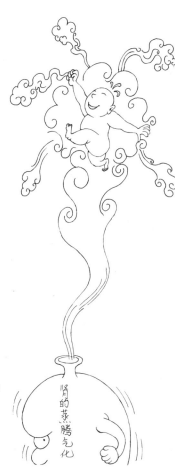

　　肾为先天之本，也是储藏纳精之所，主管人的生殖和生长发育；

肾与四时、五行、五色、五味等的关系

肾与冬气相通。冬天是万物蛰藏，颐养天机的好时候，天地间阳气深藏，阴寒之气大盛，肾脏将人体内的少阴之气集中收藏起来，以度过漫长而寒冷的冬季。此时人们要早睡晚起，注意避寒，不要过多地出汗，以防损伤正气。

	肾	宜　忌
四时	冬	冬季是万物蛰伏的季节，是保养肾脏的好时机。此时人们可以早睡晚起，注意避寒，尽量待在温暖的地方，不要过多地出汗，以防损伤正气。否则少阴之气就不能潜藏，肾脏受损，肾泌清浊的能力就会下降，影响人的健康
五行	水	肾为水藏，喜润而恶燥
五味	黑	肾在五色为黑。常吃些黑色的食物有助于保养肾脏，如黑木耳、黑芝麻、核桃仁、黑豆粥、黑米粥等
五色	咸	咸入肾。适量的咸可以滋养肾气，但不可过重。食咸太多，易伤元气，对心肾不好
五体	骨	肾藏精，主骨生髓，肾精气盛衰，可影响骨骼的生成、发育及荣枯
五志	恐	恐伤肾。过恐易伤肾，可致肾气耗损，精气下陷，升降失调，出现大小便失禁、遗精、滑泄、堕胎早产等症状
五谷	豆	肾在五谷为豆。大豆具有健补气益肾、润燥消水的作用，常食大豆对肾有好处

女子也易肾虚

　　在普通人的眼里，肾虚似乎都是针对男人的。其实，这是个错误的观点，肾虚不是男人的"专利"，女人和男人一样，也很容易患上肾虚。

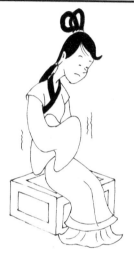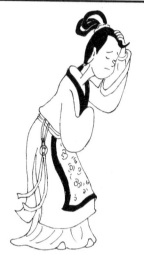

　　肾阳虚的女性会特别怕冷，易伤风感冒，精神不振，皮肤干燥、黯淡无光，黑眼圈下不去，脸上易长黄褐斑、脱发，出现不孕、性欲淡漠等。

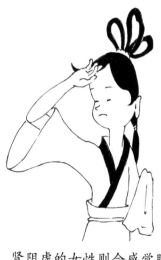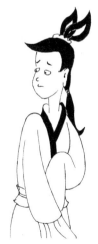

　　肾阴虚的女性则会感觉腰膝酸软、经常头晕耳鸣、手心足心发热、便秘等，甚至出现月经延期、月经量少、闭经等症状。

老年人补肾多泡脚

　　中国民间有个说法叫"热水泡脚，赛吃人参"。我国传统中医也早有记载："一年四季沐足：春天洗脚，开阳固脱；夏天洗脚，暑理可祛；秋天洗脚，肺润肠蠕；冬天洗脚，丹田湿灼。"老年人养生最关键就是养肾。泡脚是养肾的最好方法之一。

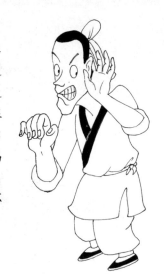

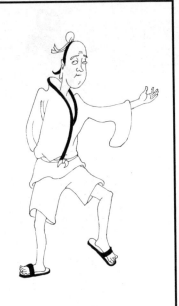

　　老年人身体各项功能都在退化，最明显的就是肾虚、肾衰。肾脏不好的人，容易出现脱发落发、耳鸣耳聋、头昏眼花、牙齿松动、消化不良、便秘、失眠、关节麻木等症状。

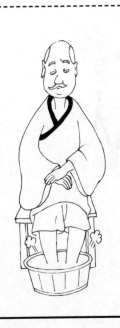

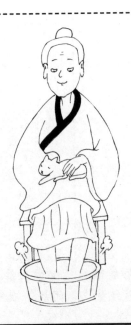

　　通过泡脚可以刺激足部的太冲、隐白、太溪、涌泉以及踝关节以下各穴位，从而起到滋补元气、调理脏腑、疏通经络、促进新陈代谢以及延缓衰老的功效。

肾经锻炼有法

肾为先天之本，是藏贮精气之所，人的精气神源于肾。肾脏发挥作用需要肾经来调节，所以我们可以通过锻炼肾经来保养肾脏。锻炼肾经，我们主要是推拿腹部肾经和按摩足底穴位。

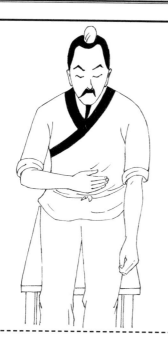

坐在椅子上，用手掌或者是手握成拳头，沿着肾经由心口至小腹上下推揉。每次5—10分钟，每天1次，最好在酉时（17：00—19：00）进行。此法可以有效疏通胸腹部的肾经，有助于保持气血通畅。

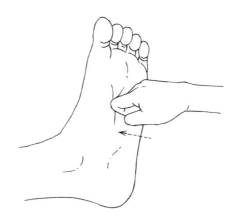

盘腿而坐，用双手按摩或屈指点压双侧涌泉穴，力量以该穴位达到酸胀感觉为宜。每次50～100下。若能长年坚持，自然会增强肾脏功能。

足少阴肾经循行线路

足少阴肾经起于足小趾下部，斜向脚底心（涌泉穴），出足舟骨粗隆下方，沿内踝后侧上行小腿胫侧（分支进入足跟），出腘窝胫侧，上行大腿内后侧，过脊柱，属于肾、络于膀胱。其主干（直行脉）由肾向上，过肝、膈入肺中，沿喉咙、夹舌根旁。由肺中分出一支脉络于心、流注于胸中，接手厥阴心包经。

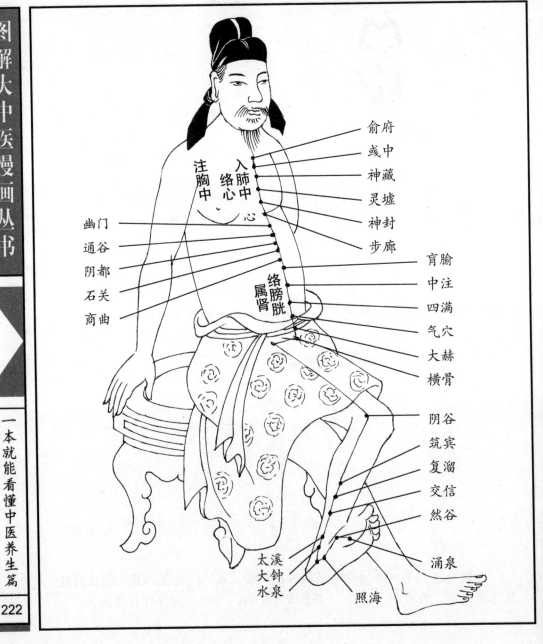

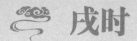

戌时

手厥阴心包经当令

戌时，19：00—21：00。此时已日落西山了，夜幕在徐徐拉开，月亮也缓缓升起来了。天地间阴气正盛的时候，阳气慢慢在散尽。人们也终止了一天的喧闹忙碌，静下心来了。

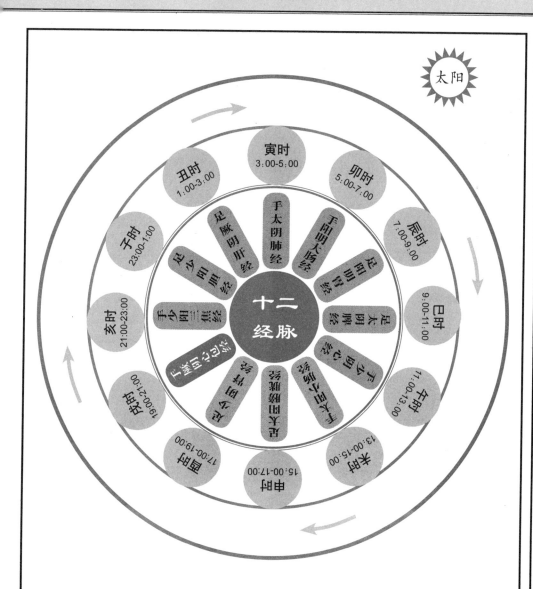

戌时，在十二生肖中的对应为狗。在动物当中，人类与狗的关系最为密切，狗是人类最好的朋友。时刻履行着守卫门庭，保卫主人的职责。

日落西山，心包经当令，保养心脏

戌时又称黄昏、日暮、日沉。进入黄昏，天色欲黑而未黑，人们自然放松娱乐了。此时阴气正盛，阳气将尽，心喜之时，人的心包就像狗一样，时刻保护着心脏。连接心包与心脏的便是心包经了，心包经活动的时候正是戌时。

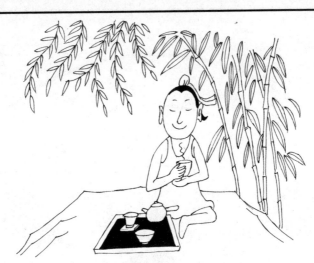

戌时，人们终止了一天的喧闹忙碌，静下心来了。古人常常是"日出而作，日落而息"。

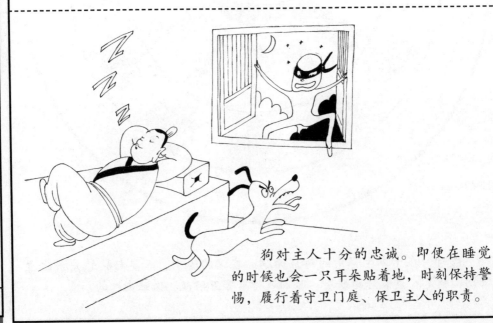

狗对主人十分的忠诚。即便在睡觉的时候也会一只耳朵贴着地，时刻保持警惕，履行着守卫门庭、保卫主人的职责。

保护心脏，首先得保护好心包

心包虽然是"臣使之官"，但是也很容易受人情绪的影响，所以保护好心脏，首先得保护好心包。守住了第一道防线，心脏才能平安无事。

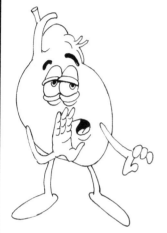

正如《灵枢·灵兰秘典论》中载："膻中者，臣使之官，喜乐出焉。"这里的"膻中"是心包。

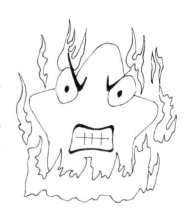

人体内的心脏非常脆弱，若感情过于丰富，情绪变化太快，喜、怒、哀、乐，都会影响到心脏。心包便担当着保护心脏的重任。

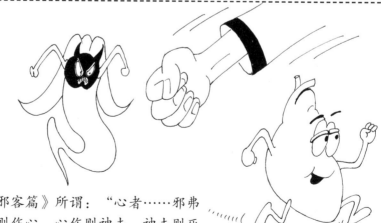

《灵枢·邪客篇》所谓："心者……邪弗能容也，容之则伤心，心伤则神去，神去则死矣。故诸邪之在于心者，皆在于心之包络。"

当邪气来犯时，先由心包承受，经过一道关卡，如此，心脏受到的伤害就小多了。

护心养胃，饭后半小时

中医认为，心火生胃土。心和心包都属火，脾胃则属土。心功能强的人，脾胃功能也不会差。反之，脾胃不好，也会影响心脏供血。所以保养好脾胃，也是护心。戌时是养心的好时机，同样也是护胃之时。

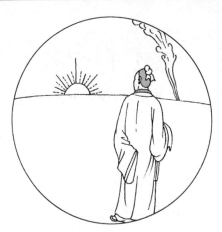

吃完饭就散步，一些部分食物还残存在食道里，可能会梗阻，不利于消化。

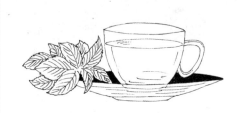

饭后马上喝茶，稀释了胃液，影响食物的消化。茶叶的单宁酸，影响蛋白质和铁元素的吸收，有可能会引起缺铁性贫血。

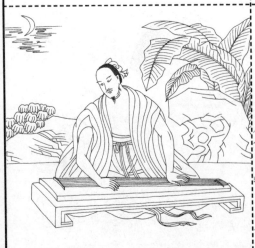

饭后听听音乐，可助于刺激肠道蠕动，促使消化。

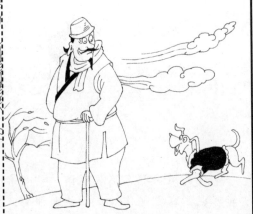

饭后看看远处的风景，既可调节视力，又能放松心情，助于消化。

心境平和，盘腿打坐收敛心气

《灵枢·邪客》中讲："心者，五脏六腑之大主也，精神之所舍也。"意思是说，人的精神意志都蕴藏于心中，由心而生。双手平放在双腿上，盘腿而坐可以安心神，补元气。

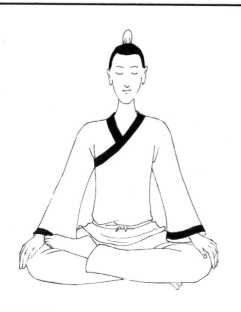

盘腿而坐，双手平放在双腿上，双目微闭，身心保持放松，平心静气。呼吸时采取腹式呼吸法。

时间最好是选择在戌时，吃完晚饭后半小时进行。此时正值心包经当令，效果甚佳。每天练习15分钟左右。

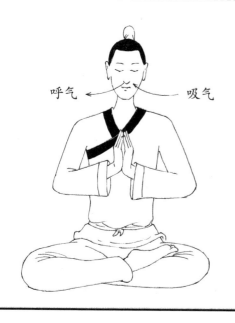

呼气　　　吸气

深吸慢呼。吸气时，以鼻吸气，收腹。呼气时唇部微缩，让气流嘴唇缝隙中缓缓呼出。

练完之后，会感觉身心舒畅，长期坚持练习，效果会更显著。我们平时工作生活忙碌，在闲暇之时，闭目养神，是收敛心气的最好办法。

平心静气，修身养性，置身事外

人生在世，就像时刻处在荆棘之中，要时刻保持心境平和，摒除杂念。只有不心存妄想，不为俗世诱惑所动，心静如水。才能躲避危险，修身养性，否则痛苦将会如影随形。

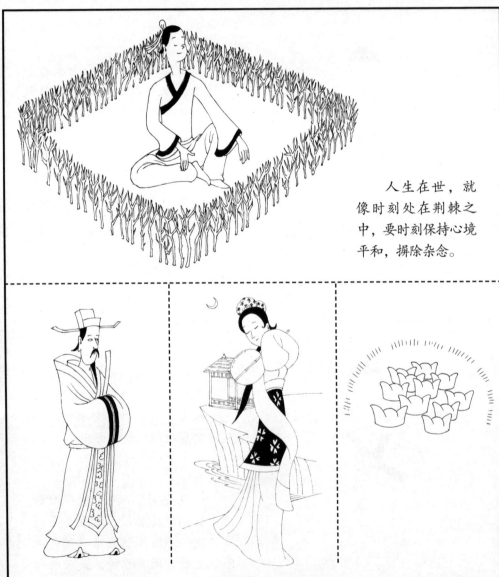

人生在世，就像时刻处在荆棘之中，要时刻保持心境平和，摒除杂念。

只有不心存妄想，不为俗世诱惑所动，心静如水。才能躲避危险，修身养性，否则痛苦将会如影随形。

乳腺疾病与心包经息息相关

《灵枢·灵兰秘典论》中载："膻中者，臣使之官，喜乐出焉。"人的情绪变化首先得由心包代心受之，再传导到心。而连接心与心包的就是心包经了。心包经不通畅，人的情绪就不能及时发散，容易造成抑郁。而喜欢生气、郁闷、心情不畅、气血瘀滞是导致乳腺病症的主要原因。

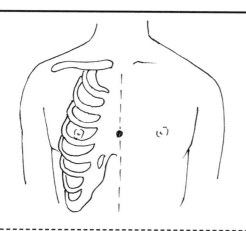

在体前正中线，两乳头连线之中点，是心包经上的一个重要穴位，距离乳房较近，是预防治疗乳腺系统相关疾患必用的穴位，是"妇科要穴"之一。按摩手法，用中指指端按揉，每次约2分钟。

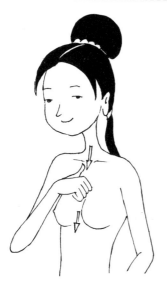

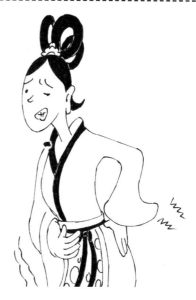

推是指用双手拇指指腹自膻中穴沿着前正中线从下向上推，缓慢而均匀，每次约2分钟。通过揉和推，可以调节任、冲二脉，补气益血，疏肝通经。不仅可预防和治疗乳腺增生、乳腺炎、胸部疼痛、气喘等病症，而且对于治疗乳房发育不良、乳房下垂、产后乳汁少等效果也不错。

十二时辰养生

心包经锻炼有法

经常锻炼心包经，保持心包经畅通无阻，能够有效地保护好心脏。心脏保养好了，人就不容易受心脏方面疾病的侵犯。心为五脏之首，是君主，是帝王，所以，心脏无事，才能保证其他脏腑有条不紊地工作。人体内的五脏六腑各得其所，各司其职，人才会活得健康快乐和长久。

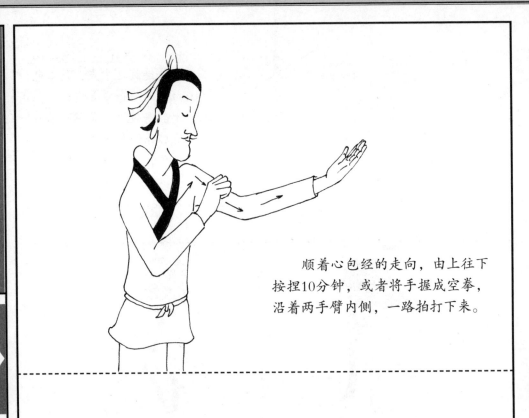

顺着心包经的走向，由上往下按捏10分钟，或者将手握成空拳，沿着两手臂内侧，一路拍打下来。

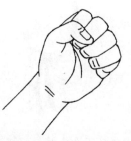

握紧拳头，可以刺激心包经上的中冲穴和劳宫穴，起到锻炼心包经的作用。

心包经经过手掌有两个很重要的穴位，就是中冲穴和劳宫穴。中冲穴位于中指指端；劳宫穴位手掌第2、3掌骨之间偏于第3掌骨，握拳屈指时中指尖处。

手厥阴心包经循行线路

起于胸中，出属心包络，向下通膈，从胸至腹依次联络上、中、下三焦。胸部支脉：沿胸中，出于胁肋至腋下（天地），上行至腋窝中，沿上臂内侧行于手太阴和手少阴经之间，经肘窝下行于前臂中间进入掌中，沿中指到指端（中冲）。掌中支脉：从劳宫分出，沿无名指到指端（关冲），与手少阳三焦经相接。

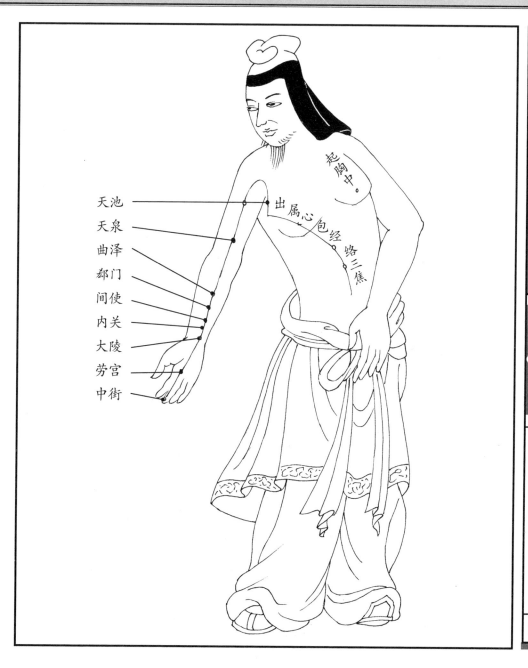

天池
天泉
曲泽
郄门
间使
内关
大陵
劳宫
中街

起胸中。

出属心包经　络三焦

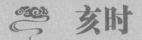

亥时

亥时是21—23点，此时已经是深夜了，万物归于宁静，阴气达到最盛并逐渐走向衰弱，阳气最弱而又开始慢慢滋生，此时正是天地间阴阳交接，新一轮循环即将开始的时候。

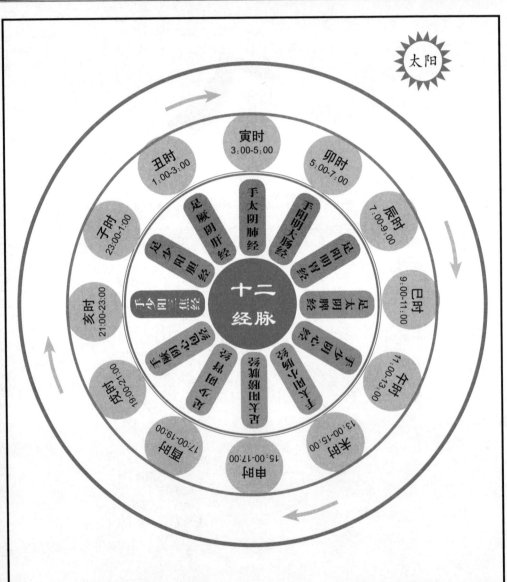

亥时睡觉的最大好处就在于养阴。这个时候人也劳累一天，也应当好好地睡一觉，养养阴了。

阴阳交和，三焦经当令，养阴育阳

亥时对应十二生肖中的猪。猪最大的特点就是爱睡觉，吃饱了睡，睡醒了吃，吃完再接着睡，一天24小时绝大部分都在睡觉。

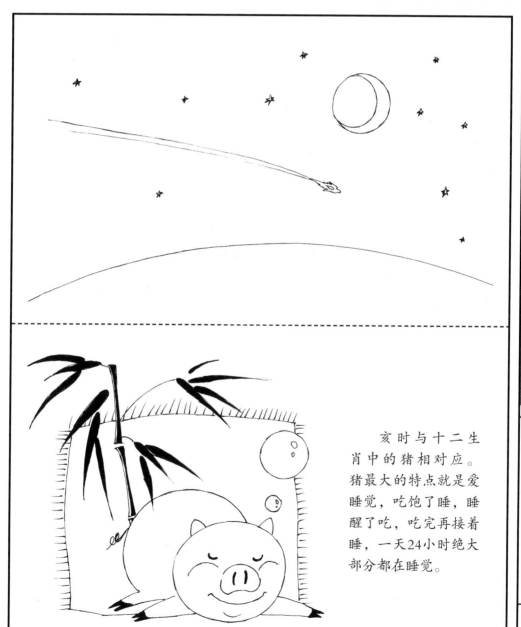

亥时与十二生肖中的猪相对应。猪最大的特点就是爱睡觉，吃饱了睡，睡醒了吃，吃完再接着睡，一天24小时绝大部分都在睡觉。

决渎之官，水道出焉

　　三焦可以说是连接五脏六腑之间的立体网膜，主要作用就是运行元气、水液。《素问·灵兰秘典论》言："三焦者，决渎之官，水道出焉。"意思是说三焦是管理全身水道的，有了它，我们体内的水道才能畅通无阻，体液才能正常排泄。除了水液，三焦还运行肾脏贮藏的元气。

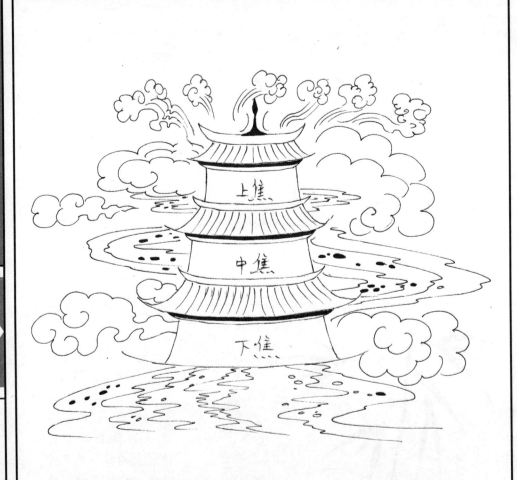

　　三焦为疏通水道、主气血周流的决渎之官。为六腑之一，是人体最大的腑，是上、中、下三焦的统称。《类经》说三焦是"藏府之外，躯体之内，包罗诸藏，一腔之大府也。"因位脏腑之外故有"外腑""孤脏"之称。

上焦为横膈以上，包括心、肺、胸、头面部及上肢。《灵枢·营卫生会》说："上焦如雾。"上焦心、肺敷布气血，就像雾露弥漫的样子灌溉并温养全身脏腑组织。

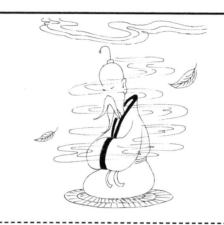

中焦是指膈以下、脐以上的部位，包括脾、胃、肝、胆等脏腑。《灵枢·营卫生会》认为："中焦如沤。""如沤"是形容中焦脾胃腐熟、运化水谷，需要像沤田一样，才能进而化生气血。

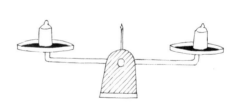

治中焦如衡，非平不安

下焦是指胃以下部位，包括大肠、小肠、肾、膀胱和下肢等。但由于肝、肾同源，肝与肾在生理、病理上相互联系，故又将肝、肾都归属于下焦。《灵枢·营卫生会》认为："下焦如渎"。

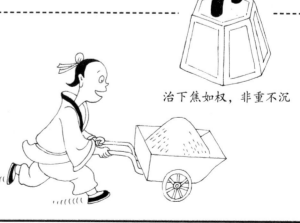

治下焦如权，非重不沉

十二时辰养生

《灵枢·大惑论》说："阳气尽则卧，阴气尽则寤。""寤"是醒来的意思，这句话就是强调人们应当在夜晚阳气将近，阴气强盛的时候入睡，白天阴气弱，阳气强应起床劳作。亥时，天地间阴气已接近最盛，阳气将尽，此时最重要的事情就是睡觉了。

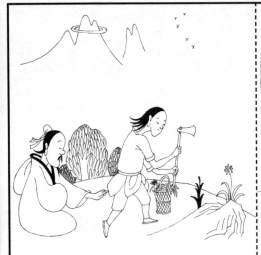

白天阴气弱，阳气强应起床劳作。

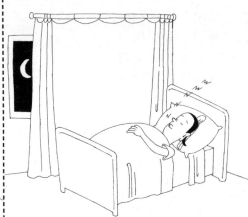

夜晚阳气将近，阴气强盛的时候入睡。

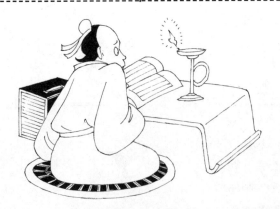

大多数人由于忙生计或忙事业，每天不分黑夜地加班加点，经常熬夜到一两点，仓促地睡几个小时，又得开始新一天的工作了。长期压力大，精神容易紧张，导致睡眠质量得不到保证，健康更无从谈起，过早地衰老成了必然的结果。

35岁为分水岭

人体各项功能的发育、成熟和衰老就像上坡下坡一样。35岁为分水岭。35岁之前，身体各项功能在不断地发育完善，走上坡路；35岁左右正好到达坡顶；过了35岁，人体各项功能开始衰老，是在走下坡路了。

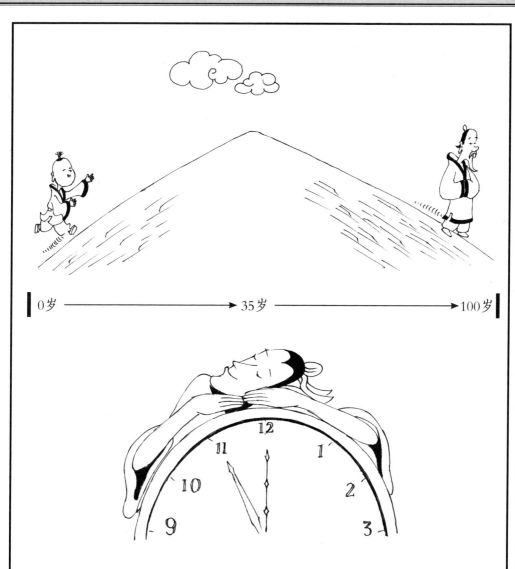

0岁 ——————————→ 35岁 ——————————→ 100岁

男人和女人一样，过了35岁，人体各项功能开始走下坡路，人体衰老的速度都在加快。但是在生活中有一些细节做到了，则可以延缓衰老，比如说天天晚上11点之前睡觉。若能做到并坚持，就能使自己青春。

十二时辰养生

三焦通百脉

　　亥时是人体内三焦经当令的时候，人只有在进入睡眠的状态下，才能保证均衡地输送和调配元气和水液给各大脏腑。这时候不睡觉，还在做其他的事情的话，人体内的精气和血液过于集中在一个地方，三焦经分配给其他组织器官的元气和水液就少了。一缺"粮"，就容易闹"脾气"。

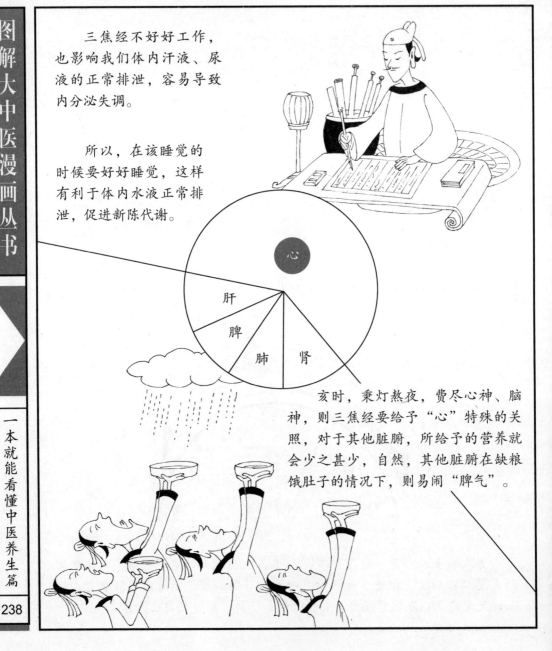

　　三焦经不好好工作，也影响我们体内汗液、尿液的正常排泄，容易导致内分泌失调。

　　所以，在该睡觉的时候要好好睡觉，这样有利于体内水液正常排泄，促进新陈代谢。

心

肝

脾

肺　肾

　　亥时，秉灯熬夜，费尽心神、脑神，则三焦经要给予"心"特殊的关照，对于其他脏腑，所给予的营养就会少之甚少，自然，其他脏腑在缺粮饿肚子的情况下，则易闹"脾气"。

小方法，手脚保暖不发愁

中医认为，冬季是阳气内伏的季节，谓之"阳气内守，不达四末"。冬天人体内阳气不足，传达到手脚的阳气少，手脚就容易冰凉。再加上天气寒冷，温度低，人体的血管收缩，血液回流能力就会减弱。

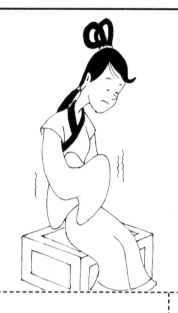

手脚的部分血液循环不畅，容易导致手脚冰凉甚至是冻伤。对于这个问题，我们可以通过调理阳池穴和泡脚来解决。

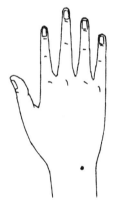

阳池穴位于手腕背横纹中，当指总伸肌腱的尺侧缘凹陷处。此穴是三焦经位于手部的一个原穴，是三焦经脉在手部元气经过和聚集的地方。

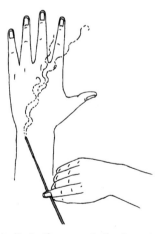

将艾条点着，距手背的阳池穴2厘米处点燃。每天坚持15～20分钟。2个月后手脚冰凉即可有明显改善。

调节三焦经有助于防治更年期综合征

在中医上与情绪相关的问题都与三焦经有关。对于女性更年期出现的问题，我们也可以从调理三焦经入手。三焦主气，是全身气的调度员，气的问题都归它管。

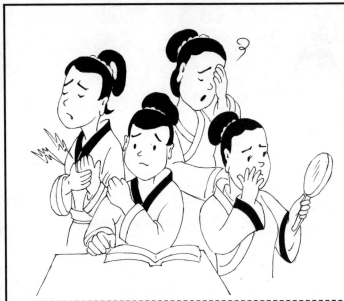

女性由中年步入老年之间的过渡阶段我们称为更年期。更年期的女性比较突出的一点就是情绪容易失控，变化无常。对于生活中的一些琐事，往往会暴躁易怒。

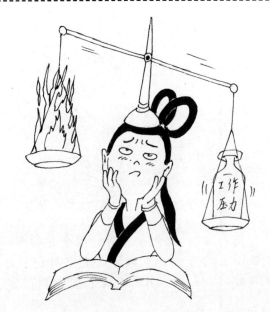

严重时，脾气来了还爱摔东西，脾气过了又后悔不已。有的人则是抑郁淡漠，不愿意与人交流，还容易出现抑郁症。

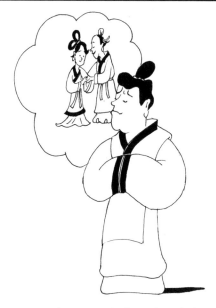
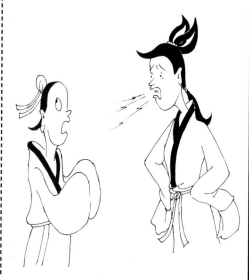

还有的人则会表现猜疑多虑，整天疑心丈夫是不是在外面有外遇，影响夫妻感情、家庭幸福。

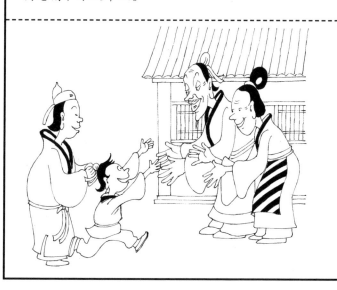

治疗更年期综合征的方法有很多，从自身来讲，平时注重保养好三焦经就是一种好方法。其实女性进入更年期并不可怕，关键还要有一个积极面对的态度，乐观面对生活。

手少阳三焦经循行线路

起于手无名指尺侧末端的关冲穴，沿着无名指尺侧缘，往上经过手背中渚、阳池，上沿前臂伸侧两骨（尺骨、桡骨）之间，直上穿过肘部，到达上臂外侧，上至肩部，交于足少阳经后面，进入缺盆，于任脉的膻中处散络于心包，向下通过横膈，从胸至腹，属上、中、下三焦。其支脉，从胸中向上，从缺盆出来，向上经过项部，沿着耳后直上，抵于额角，再屈而下行面颊部，到眼眶下。另一支脉，从耳后进入耳中，出来后走耳前，和前脉在面颊部相交，到达外眼角，与足少阳胆经相接。

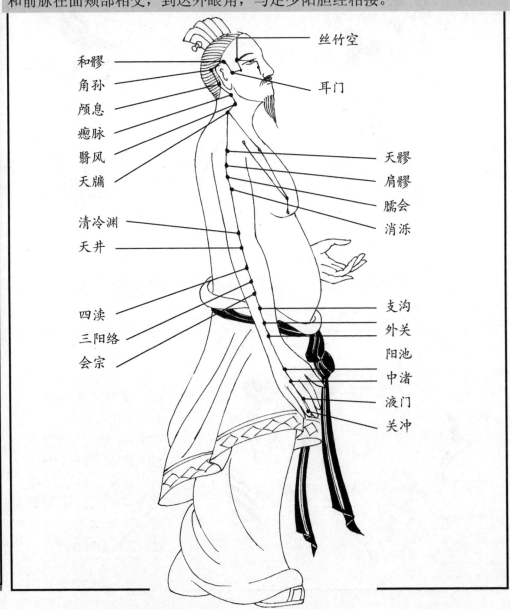

和髎　角孙　颅息　瘛脉　翳风　天牖　清冷渊　天井　四渎　三阳络　会宗

丝竹空　耳门　天髎　肩髎　臑会　消泺　支沟　外关　阳池　中渚　液门　关冲